中医自学入门系列

中医基础知识
自学入门

杨 剑 ◎主编

中国健康传媒集团
中国医药科技出版社 ·北京

内 容 提 要

本书介绍了中医基础理论学和中医诊断学两部分内容。中医基础理论是学习中医学的起步点，是学习中医的基础，主要包括中医学哲学基础（包括气一元论、阴阳学说、五行学说）、中医生理学知识（包括藏象、气血津液、经络）、中医病理学知识（病因、病机、疾病的防治）等方面。中医诊断学是中医理论基础与临床实践的桥梁，是中医临证必不可少的关键，主要包括了望、闻、问、切四大诊法和辨证两大方面内容。本书内容简单扼要，切入重点，用词浅显易懂，是中医爱好者和初学者能够读懂的中医自学入门书籍。

图书在版编目（CIP）数据

中医基础知识自学入门／杨剑主编. —北京：中国医药科技出版社，2016.11（2025.6 重印）.（中医自学入门系列）

ISBN 978-7-5067-8535-8

I. ①中… Ⅱ. ①杨… Ⅲ. ①中医医学基础 Ⅳ. ①R22

中国版本图书馆 CIP 数据核字（2016）第 232732 号

美术编辑 陈君杞
版式设计 张 璐

出版 **中国健康传媒集团** | 中国医药科技出版社
地址 北京市海淀区文慧园北路甲 22 号
邮编 100082
电话 发行：010-62227427 邮购：010-62236938
网址 www.cmstp.com
规格 710×1000mm 1/16
印张 11 1/8
彩插 2
字数 170 千字
版次 2016 年 11 月第 1 版
印次 2025 年 6 月第 8 次印刷
印刷 北京印刷集团有限责任公司
经销 全国各地新华书店
书号 ISBN 978-7-5067-8535-8
定价 **25.00 元**

获取新书信息、投稿、为图书纠错，请扫码联系我们。

《中医基础知识自学入门》

编 委 会

主 编 杨 剑

编 委 杨丽萍 刘玉卿 柳永霞

总　前　言

"中医药学是中国古代科学的瑰宝，也是打开中华文明宝库的钥匙。"这是习近平总书记对中医药学的地位和作用的肯定。

长期以来，中医药为我国人民的繁衍昌盛做出了卓越的贡献，在群众中有着非常深厚与广泛的基础，但中医药在人们心目中的形象往往是"理论深奥，实践时间长"，"一个老头三个指头"，"疗效慢"，"服药时间长"，"天然无毒副作用"，等等。这些是不明中医药者对中医药的偏见。由于西医学对一些疾病束手无策，人们崇尚自然与健康的观念增强，人们开始将目光转向有着几千年悠久历史的中医药，渴望掌握一些中医药知识，为自己、为家人解决一些简单的健康问题。

中医药理论具有系统性，与我们的生活息息相关，理解应用起来比较容易，只要学习得法，在短时间内掌握中医药学知识并不是难事。对于广大群众来说，掌握一些中医药知识的最终目的并不是从事医疗工作，而是掌握一些知识来进行养生、保健，解决日常生活中遇到的简单的健康问题。根据这个需要，我们编写了"中医自学入门系列丛书"，以帮助广大读者从根本上掌握、理解、应用中医药相关知识并解决实际问题。

中医药的保健与治疗包括内治与外治两个方面，内治法包括理、法、方、药等，主要手段是食物与药物，外治法的基础是经络与腧穴，可以采取推拿、针灸、刮痧、拔罐等方法。故本丛书分为《中医基础知识自学入门》《中药自学入门》《方剂自学入门》《针灸自学入门》四册，涵盖了中医理、法、方、药及针灸等各个方面。本丛书编写者均为在教学、临床第一线工作十余年的教师及医师，有着深厚的理论与实践功底，了解人们的所想所需。

本套丛书的编写参考了多个版本的教材和相关书籍，在此一并向所参考书籍的作者表示衷心的感谢。本丛书内容全面，叙述简明，可作为广大中医爱好者和中医初学者的入门书籍。

由于编者水平有限，难免有不足之处，还请同行、专家、学者批评指正。

编　者

2016 年 5 月

编写说明

　　《中医基础知识自学入门》主要包括中医基础理论和中医诊断学两大部分内容。中医基础理论是以气一元论、阴阳学说、五行学说为理论指导，研究人体生理、病理，疾病的诊断与防治以及养生、康复等的一门科学，其以整体观念为指导思想，以脏腑经络的生理病理为基础，以辨证论治为诊疗特点的一门学科。本书主要内容有中医学的哲学基础（气一元论、阴阳学说、五行学说），中医生理学知识（包括藏象、气血津液、经络），中医病理学知识（病因、病机、疾病的防治）及预防等方面。对于抽象的哲学基础（气一元论、阴阳学说、五行学说），编者编写过程中根据相关内容配以图像、图表来阐明自然、社会乃至机体内部事物间存在的相互联系和转化规律以及中医学界根据这些理论来解释机体生理功能和产生相应病理变化的缘由，帮助读者更好地从社会角色思维模式转入中医学思维模式。内容繁多的藏象学说中有部分脏腑功能图示辅助解读，并附以图表总结，有助于读者理解记忆。对于比较难理解的经络学说，编者则运用大量的经络循行线路图引导，让文字直接立体化、直观化，简化了文字阅读的复杂性。其他内容则以类似笔记资料形式编写，如气血津液学说从概念、生成、分类、生理功能等方面介绍，没有过多文字缀述，读者能一目了然，明白其内容主旨。中医基础理论在整个中医学科中占有极其重要的地位，是中医学体系中的基础部分，指导中医各学科的理论基础，是学好其他各学科的前提。因此，学习中医，必须首先学习中医基础理论。

　　中医诊断学即是通过诊察病人、收集病情资料，运用中医理论对病情资料进行辨别、分析、综合，从而判断疾病本质的一门学科，是中医学理、法、方、药的重要组成部分，是联系基础与临床的桥梁，主要包括诊法和辨证两大方面内容。重点论述了望、闻、问、切四种诊察疾病的基本方法，并在望诊的望舌和切诊的脉诊部分配以部分图像说明。辨证中按临床表现和证候分析分别阐述了八纲辨证、病因辨证、气血津液辨证、脏腑辨证、其他辨证方法。这些部分均简要地从概念、成因、特点、临床表现来完成编写。八纲辨证和脏腑辨证作为本书的重点掌握。八纲辨证四对辨证纲领的临床表现均用图表进行鉴别说明，简单明了。中医诊断学是对中医基础理论、基本知识和基本技能的综合运用，既要熟练掌握基础理论知识，又要加强临床实践，同时要掌握和运用辨证思维的方法和技巧。

　　本书是高等专科学校一线教师根据各自的课堂讲授编写，内容简单扼要，切入重点，图文注释，用词浅显易懂。本书可作为中医爱好者和中医初学者的入门书籍，也可供高等专科学校师生或乡村医生阅读参考。

编　者

2016 年 6 月

目　录

中医基础理论

第一章　绪论 ……………………………………………………… 3

　　第一节　中医学理论体系的形成与发展 ………………………… 3

　　第二节　中医学理论体系的基本特点 …………………………… 4

第二章　中医学的哲学基础 ……………………………………… 8

　　第一节　气一元论 ………………………………………………… 8

　　第二节　阴阳学说 ………………………………………………… 9

　　第三节　五行学说 ……………………………………………… 13

第三章　藏象 …………………………………………………… 18

　　第一节　五脏 …………………………………………………… 19

　　第二节　六腑 …………………………………………………… 27

第四章　气血津液 ……………………………………………… 28

　　第一节　气 ……………………………………………………… 28

　　第二节　血 ……………………………………………………… 30

　　第三节　津液 …………………………………………………… 32

第五章　经络 …………………………………………………… 36

　　第一节　经络学说概述 ………………………………………… 36

　　第二节　十二经脉 ……………………………………………… 37

　　第三节　奇经八脉 ……………………………………………… 40

　　第四节　经络的生理功能 ……………………………………… 41

第六章　病因 …………………………………………………… 43

　　第一节　六淫 …………………………………………………… 43

第二节 疠气 ……………………………………………… 47

第三节 七情内伤 ………………………………………… 48

第四节 饮食失宜 ………………………………………… 49

第五节 劳逸失度 ………………………………………… 50

第六节 病理产物 ………………………………………… 51

第七章 发病与病机 ………………………………………… 53

第一节 发病 ……………………………………………… 53

第二节 基本病机 ………………………………………… 53

第八章 防治原则 …………………………………………… 63

第一节 预防 ……………………………………………… 63

第二节 治则 ……………………………………………… 64

中医诊断学

绪论 …………………………………………………………… 73

第九章 望诊 ………………………………………………… 74

第一节 望神 ……………………………………………… 74

第二节 望色 ……………………………………………… 76

第三节 望舌 ……………………………………………… 79

第十章 闻诊 ………………………………………………… 85

第一节 听声音 …………………………………………… 85

第二节 嗅气味 …………………………………………… 89

第十一章 问诊 ……………………………………………… 90

第一节 问诊的内容 ……………………………………… 90

第二节 问现在症 ………………………………………… 91

第十二章 切诊 ……………………………………………… 102

第一节 脉诊 ……………………………………………… 102

第二节 按诊 ……………………………………………… 114

第十三章 八纲辨证 ………………………………………… 117

第一节 表里辨证 ………………………………………… 117

第二节　寒热辨证 ……………………………………… 119

第三节　虚实辨证 ……………………………………… 120

第四节　阴阳辨证 ……………………………………… 122

第五节　八纲证候间的关系 …………………………… 124

第十四章　脏腑辨证 …………………………………… 125

第一节　心与小肠病辨证 ……………………………… 125

第二节　肺与大肠病辨证 ……………………………… 129

第三节　脾与胃病辨证 ………………………………… 132

第四节　肝与胆病辨证 ………………………………… 137

第五节　肾与膀胱病辨证 ……………………………… 141

第六节　脏腑兼证辨证 ………………………………… 144

第十五章　病因辨证 …………………………………… 149

第一节　六淫辨证 ……………………………………… 149

第二节　七情证候 ……………………………………… 152

第三节　饮食劳伤及外伤 ……………………………… 152

第十六章　气血津液辨证 ……………………………… 154

第一节　气病辨证 ……………………………………… 154

第二节　血病辨证 ……………………………………… 155

第三节　气血同病辨证 ………………………………… 156

第四节　津液病辨证 …………………………………… 158

第十七章　其他辨证方法 ……………………………… 161

第一节　六经辨证 ……………………………………… 161

第二节　卫气营血辨证 ………………………………… 163

第三节　三焦辨证 ……………………………………… 165

参考文献 ………………………………………………… 166

彩图 ……………………………………………………… 167

中医基础理论

中国基础理论刊行

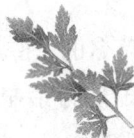

第一章 绪 论

第一节 中医学理论体系的形成与发展

中医学是以气一元论、阴阳学说、五行学说为理论指导，研究人体生理、病理、疾病的诊断与防治以及养生、康复等内容的一门科学，其以整体观念为指导思想，以脏腑、经络的生理病理为基础，以辨证论治为诊疗特点。中医学理论体系的形成和发展经历了数千年的临床与实践，为中华民族延续命脉与维护健康做出了突出的贡献。

中医药学是我国历代人民长期同疾病做斗争的经验总结，至春秋战国时期，出现了我国现存最早的医学典籍——《黄帝内经》。全书分《素问》和《灵枢》两部分，系统论述了藏象、经络、病机、诊法、辨证、治则以及针灸和汤液治疗等内容，总结了春秋战国以前的医疗成就和治疗经验，为中医学的发展奠定了理论基础，确立了中医学的理论体系。

《难经》以问答解释疑难的形式编撰而成，共讨论了 81 个问题，故又称《八十一难》。全书所述以基础理论为主，还分析了一些病证，补充了《黄帝内经》的不足。

《神农本草经》是我国现存最早的药物学专著，全书载药 365 种，并根据药物毒性和性能将药物进行分类。

《伤寒杂病论》成书于东汉末年，为"医圣"张仲景所著，该书被晋代王叔和整理成《伤寒论》和《金匮要略》两部分，分别以六经辨证、脏腑辨证来论述外感疾病和内伤杂病，确立了辨证论治理论体系。该书所列方剂组织严谨，用药精当，疗效显著，创造性地融理、法、方、药于一体，被后世誉为"方书之祖"。

《黄帝内经》《难经》《神农本草经》《伤寒杂病论》被称为中医学"四大经典"。除此之外，历代又有一些专科著作或医学流派。

《脉经》由西晋王叔和编撰，是我国现存最早的脉学专著。

《诸病源候论》由隋代巢元方所编撰，是我国现存最早的病因病机证候学专著。

宋代陈无择的《三因极一病证方论》提出了著名的"三因学说"。

《针灸甲乙经》由晋代皇甫谧所编撰，是我国现存最早的一部针灸学专著，也是最早将针灸学理论与腧穴学相结合的一部著作。

《备急千金要方》《千金翼方》由唐代孙思邈所著，是我国历史上最重要的中医药典籍之一。

金元时期，涌现出许多具有特色的医学流派，代表性的有"金元四大家"。

刘完素提出百病多因于"火"，认为"六气皆从火化""五志过极皆能生火"，治病多用寒凉方药，后世称之为"寒凉派"。

张从正认为，人之所以生病，多因邪气入侵，治病当以驱邪为首要，临证善用汗、吐、下三法，后世称之为"攻下派"。

李杲认为脾胃为元气之本，"内伤脾胃，百病由生"，养生首要着重保护脾胃，治病重在"调理脾胃"，后世称之为"补土派"。

朱震亨认为人体"阳常有余，阴常不足"，治病当以滋阴降火为主，后世称之为"养阴派"。

明清时期，中医学理论体系进一步发展，同时形成了温病学说。温病学是研究四时温病的发生、发展规律及其诊治方法的一门临床学科。明代吴又可在传染病学专著《瘟疫论》中提出"瘟疫"的病源乃天地间另有一种异气（戾气）所成，传染途径是口鼻，发展了温病的病因学。至清代，温病学的理论日趋完善，叶天士著有《温热病篇》，创立了温病学卫气营血辨证，吴鞠通著有《温病条辨》，创立了三焦辨证，使温病学在因、证、脉、治方面形成了完整的理论体系。

中医学理论体系的形成与发展以书籍的形式载录并延续下来，历代医家为中医学的传承与发展做出了突出的贡献。

第二节　中医学理论体系的基本特点

中医学最基本特点为整体观念与辨证论治。中医学的理论指导、生理、病理认识以及疾病的防治，即无论从理论层面还是从应用层面，均能体现整体观念与辨证思维，此二者具有非常重要的指导意义。

一、整体观念

整体观念的哲学概念为：事物是一个整体，事物内部的各个部分是互相联系且不可分割的，事物和事物之间有着密切的联系。

中医学的整体观念表现为两个方面，即机体自身的完整性以及机体与外部环境的统一性。

（一）人是一个有机整体

人体是以心为主宰，以五脏为中心，通过经络的沟通、气血的灌注，把六腑、五官、九窍、四肢百骸、筋、脉、肉、皮毛、骨连接成一个有机的整体，并通过精、气、血、津液、神的作用，共同完成机体统一的功能活动。

这个有机整体在结构上不可分割，体现了五脏一体观；在生理功能上，相互协调，彼此为用，体现了形神一体观；在病理上，各个部分间相互影响；在诊断上，强调四诊合参；在治疗时，强调辨证论治。

例如肝失疏泄，会犯脾克胃，导致脾胃升降失常，临床上除了肝气郁结的症状外，还可出现胃气不降所致的嗳气脘痞、呕恶纳减等肝胃不和症状，又可出现脾气不升所致的腹胀、便溏等肝脾不调的症状。治疗时需疏肝理脾和胃，整体调节。

（二）人与外界环境具有统一性

中医学的整体观念强调人体内外环境的整体和谐、协调和统一，认为人体是一个有机整体，既强调人体内部环境的统一性，又注重人与外界环境（包括自然环境和社会环境）的统一性。

1. 人与自然环境的统一性

人生活在天地之间，六合之中，自然环境之内，是整个物质世界的一部分，是自然界进化的产物。也就是说，人和自然环境是一个整体。所以当自然环境发生变化时，人体也会发生与之相应的变化。《灵枢·邪客》说："人与天地相应也。"

首先，季节气候会影响到人体的生理与病理。一年四时气候呈现出春温、夏热、秋燥、冬寒的节律性变化，人体也相应地发生适应性的变化。如天气炎热，则气血运行加速，腠理开疏，汗大泄；天气寒冷，则气血运行迟缓，腠理固密，汗不出。这充分地说明了四时气候变化对人体生理功能的影响。对人体病理的影响表现为不同季节，多发病不同。如春季多风邪为患，夏季多中暑，长夏多泻痢，秋季多燥邪，冬季多痹证。

其次，昼夜晨昏也会影响人体。人体的阳气，随着昼夜阳气的朝始生、午最盛、夕始弱、夜半衰的波动而出现规律性的波动。在病理上，一般而言，大多白天病情较轻，傍晚加重，夜间最重，呈现出周期性的起伏变化。故《灵枢·顺气一日为四时》曰："百病者，多以旦慧昼安，夕加夜甚。"

再次，地域对人体的影响。地理环境包括地质水土、地域性气候、人文地理和风俗习惯等。地理环境的差异，在一定程度上，影响人们的生理功能和心理活动。一般而言，东南土地卑弱，气候多湿热，人体腠理多疏松，体格多瘦削；西北地处高原，气候多燥寒，人体腠理多致密，体格多壮实。

2. 人与社会环境的统一性

人是社会整体中的一部分，社会的变化必然影响人的身心健康以及疾病的发生发展。如太平之世多长寿，大灾之后，必有大疫，这是朴素的社会医学思想。个人社会地位改变，势必带来物质生活和精神生活上的变化，对健康也造成影响，故古人云"常贵后贱，病从内生，名曰脱营。常富后贫，名曰失精"。

总之，中医学把人体看成一个以心为主宰、以五脏为中心的整体，同时认为人和自然界以及社会有密切的联系，是一个不可分割的整体。从这一观念出发，强调研究医学应上知天文，下知地理，中知人事，治病宜不失人情。

二、辨证观念

（一）基本概念

症状，是疾病的具体临床表现，如头痛、发热、咳嗽、恶心、呕吐等。

证，又称证候，指疾病发展过程中某一阶段或某一类型的病理概括，包括病因、病性、病位及邪正关系，如肝气郁结证。

病，又称疾病，是指有特定病因、发病形式、病机、发展规律和转归的一种完整的过程，如感冒、哮喘等。

（二）辨证论治

辨证，就是将四诊（望、闻、问、切）所收集的资料、症状和体征，运用中医学的基本理论进行综合分析，辨清疾病的原因、性质、部位以及邪正之间的关系，最后概括、判断为某种性质的证。

论治，又称施治，就是根据辨证的结果，确定相应的治疗原则和方法。

举例说明如下：

病——感冒。

症状——恶寒重，发热轻，无汗，头痛，肢节酸疼，鼻塞声重，时流清涕，喉痒，咳嗽，痰吐稀薄色白，舌苔薄白，脉浮或浮紧。

辨证分析——病因为感受外邪；恶寒重，发热轻，苔薄，脉浮可知病位在表，肌表属于肺；寒性收引，腠理闭塞，所以无汗；寒性凝滞，主痛，故头痛、肢节酸痛；寒性清澈，所以流清涕、痰清稀；舌苔白，脉紧均主寒证。

证型——风寒表证。

治则：辛温解表，宣肺散寒。

主方：荆防败毒散。

由此可见，中医学通过四诊合参，进行辨证论治，从理论指导到生理病理防治均体现了整体观、辨证观，这两个观念贯穿于中医学的始终。

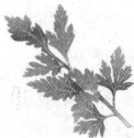

第二章　中医学的哲学基础

第一节　气一元论

中国古代哲学的物质观，从五行的多元论到阴阳二气的二元论，最终统一于气的一元论。如《河洛原理》所说："太极一气产阴阳，阴阳化合生五行，五行既萌，遂含万物。"

一、气的基本概念

（一）气的哲学含义

气，是指存在于宇宙之中、不断运动且无形可见的极细微物质，是宇宙万物的共同构成本原。

（二）气的医学含义

中医学的气是构成人体和维持人体生命活动的基本物质之一，是活力很强、运动不息、极其细微的物质，是生命物质与生理功能的统一。

二、气一元论的基本内容

（一）气是构成万物的本原

世界上的一切事物都是由气构成的，宇宙万物的生成皆为气自身运动的结果。《庄子·知北游》云"通天下一气耳"，东汉·王充《论衡·自然》谓"天地合气，万物自生"。由此可见，气是世界的本原，是构成宇宙的原始物质，是构成天地万物的最基本元素。一切有形之体皆赖无形之气生化而生成。气是宇宙的始基，是世界万物的渊源和归宿。

（二）运动是气的根本属性

天地之气动而不息，运动是气的根本属性。气始终处于运动变化之中，或动静、聚散，或氤氲、清浊，或升降、屈伸，以运动变化作为自己存在的条件或形式。自然界一切事物的变化，不论是动植物的生育繁衍，还是无生命物体的生化聚散，天地万物的生成、发展和变更、凋亡，无不源于气的运动。

（三）气是万物之间的中介

气贯通于天地万物之中，具有可入性、渗透性和感应性。未聚之气稀微而无形体，可以和一切有形无形之气相互作用和相互转化，能够衍生和接纳有形之物，成为天地万物之间的中介，把天地万物联系成为一个有机整体。因此，天地间万物不是孤立的，而是相互联系、相互作用的。

三、气一元论在中医学中的应用

（一）天地之精气化生为人

将气一元论应用到医学方面，认为人是天地自然的产物，人体也是由气构成的，人体是一个不断发生着形气转化、升降出入气化运动着的有机体，并以此阐述了人体内部气化运动的规律，精辟地论述了生命运动的基本规律，回答了生命科学的基本问题。

（二）精气足，则生命活动正常

人于出生之前，在母体中已得到了父母给予的先天之精气；出生之后，依赖肺吸入自然之清气及脾胃吸收水谷之精气。三气相合，经过气化，化生人体之精气。这种气推动着人体脏腑、经络、形体和官窍的生理功能活动。精气充足，则生理活动正常，生命力旺盛；若精气不足，则气虚，无力推动全身或局部的生理功能活动，必然出现全身或局部虚弱的症状。

（三）人体之气的运行必须协调而通畅

人体之气的运行和自然界一样，具有升、降、出、入四种形式。在正常情况下，升与降、出与入保持平衡状态。如失去平衡，则为病态。如升力不足为气陷，发为内脏下垂；下降不足则气逆，发为咳、呕等；气行不畅为气滞，发为胀、痛等。调整气机不畅的状态则可以促使人体恢复健康。

第二节　阴阳学说

阴阳学说是在气一元论的基础上建立起来的中国古代朴素的对立统一理

论，属于中国古代唯物论和辩证法范畴。

阴阳学说认为世界是物质性的整体，宇宙间一切事物不仅存在着其内部阴阳的对立统一，而且其发生、发展和变化都是阴阳二气对立统一的结果。

一、阴阳的基本概念

任何事物均包含阴、阳两种属性。凡是运动着的、外向的、上升的、温热的、明亮的，都属于阳；相对静止的、内守的、下降的、寒冷的、晦暗的，都属于阴。对于人体具有推进、温煦、兴奋等作用的物质和功能都归于阳，对于人体具有凝聚、滋润、抑制等作用的物质和功能都归于阴。

因此，阴阳的基本概念为宇宙中相互关联的事物和现象对立双方属性的概括。

二、阴阳学说的基本内容

（一）阴阳交感

阴阳交感是指阴阳二气在运动中相互感应而交合，是宇宙万物赖以生成和变化的根源。

气是构成宇宙的本始物质，气本为一，分为阴阳。《素问·阴阳应象大论》记载："清阳为天，浊阴为地，地气上为云，天气下为雨。"天之阳气下降，地之阴气上升，阴阳二气交感，形成云、雾、雷、电、雨、露，使生命得以诞生，从而化生出万物。在阳光雨露沐浴滋润下，万物得以成长。于人类而言，男女媾精，新的生命个体诞生，人类得以繁衍。

（二）阴阳对立制约

对立即相反，如天与地、上与下、内与外、动与静、升与降、出与入、昼与夜、明与暗、寒与热、虚与实、散与聚等。

阴阳对立导致阴阳相互制约，如温热可以驱散寒冷，冰冷可以降低高温，水可以灭火，火可以使水沸腾化气。阴阳双方制约的结果是使事物取得了动态平衡。只有维持动态平衡，事物才能正常发展变化，人体才能维持正常的生理状态，否则事物的发展变化就会遭到破坏，人体就会发生疾病。

（三）阴阳互根互用

互根是指阴阳双方任何一方都不能脱离另一方而单独存在。双方均以对方的存在为自身存在的前提和条件。例如没有上，就无所谓下。

互用是指阴阳双方的某一方不断地资生、促进和助长对方。阳根于阴，阴根于阳，无阳则阴无以生，无阴则阳无以化。

（四）阴阳消长平衡

阴阳消长是事物中所含阴阳的量和阴与阳之间的比例不是一成不变，而是不断消长变化着。世界上的事物十分复杂，变化万千，性质各异，因而各类事物中的阴阳关系亦各有侧重。阴阳之间的关系以对立制约为主，其阴阳消长的规律表现为阳消阴长，阴消阳长；或阴长阳消，阳长阴消。以互根互用为主的事物，其阴阳消长的规律表现为阴长亦阳长，阴消亦阳消。阴阳双方在彼此消长的动态过程中保持相对的平衡，人体才能保持正常的运动规律。如果这种消长关系超过了生理限度，便将出现阴阳某一方面的偏盛或偏衰，于是人体生理动态平衡失调，疾病就由此而生。

（五）阴阳相互转化

阴阳相互转化指矛盾的双方经过斗争，在一定条件下走向自己的反面，即阴可转化为阳，阳可转化为阴。阴阳的对立统一包含着量变和质变。事物的发展变化，表现为由量变到质变，又由质变到量变的互变过程。如果说"阴阳消长"是一个量变过程，那么"阴阳转化"便是一个质变过程。

阴阳转化是事物运动变化的基本规律。在阴阳消长过程中，事物由"化"至"极"，即发展到一定程度，超越了阴阳正常消长的程度，事物必然向着相反的方面转化。故《素问·阴阳应象大论》曰："重阴必阳，重阳必阴""寒极生热，热极生寒"。

三、阴阳学说在中医学中的应用

阴阳学说贯穿于中医理论体系的各个方面，用来说明人体的组织结构、生理功能、病理变化，并指导临床诊断和治疗。

（一）人体的组织结构

阴阳学说认为人体是一个极为复杂的阴阳对立统一体。人的一切组织结构，既是有机联系的，又可以划分为相互对立的阴、阳两部分。阴阳学说对人体的部位、脏腑、经络、气血等，都做了阴阳属性的划分。

按部位划分：人体的上半身为阳，下半身属阴；体表属阳，体内属阴；体表的背部属阳，腹部属阴；四肢外侧为阳，内侧为阴；五脏之中，心、肺为阳，肝、脾、肾为阴。

按脏腑功能特点划分：五脏为阴，六腑为阳；心、肺之中，心为阳，肺为阴；肝、脾、肾之间，肝为阳，脾、肾为阴。每一脏之中又有阴、阳之分，如心有心阴、心阳，肾有肾阴、肾阳，胃有胃阴、胃阳。

另外，在经络之中，也分为阴、阳；在血与气之间，血为阴，气为阳；在气之中，营气在内为阴，卫气在外为阳。

总之，人体上下、内外、表里、前后各组织结构之间，以及每一组织结构自身各部分之间的复杂关系，无不包含着阴阳的对立统一。

（二）人体的生理功能

人体正常的生命活动，是阴阳保持协调平衡的结果。如升、降、出、入，是人体气机运动的基本形式，阳升，阴降；清阳外发腠理，浊阴内走五脏；脾升胃降。以上无不属于阴阳升降出入的运动。升降出入协调平衡，则正常，反之则病。

（三）人体的病理变化、诊断与治疗

人体与外界环境的统一和机体内在环境的平衡协调，是人体赖以生存的基础，是健康的标志，平衡的破坏意味着生病。因此，阴阳失调是疾病发生的根本原因。因此，调整阴阳，损其有余，补其不足，恢复阴阳相对平衡，是治疗疾病的基本原则。

阴阳失调病理变化的基本规律不外乎阴阳的偏盛或偏衰，治疗即是纠正其盛衰。

1. 阴阳偏盛

即阴盛、阳盛，是指阴阳任何一方高于正常水平的病变。

（1）阳偏盛："阳盛则热"，阳盛是病理变化中阳绝对亢盛而表现出来的热的病变。

常见症状：温热之邪侵犯人体，可见高热、烦躁、汗出、口渴、面赤、脉数等表现。

病变性质：实热证。

治法："热者寒之"。

（2）阴偏盛："阴盛则寒"，阴盛是病理变化中阴绝对亢盛而表现出来的寒的病变。

常见症状：寒邪直中太阴，可见面白形寒、脘腹冷痛、泻下清稀、舌质淡苔白等表现。

病变性质：实寒证。

治法："寒者热之"。

2. 阴阳偏衰

即阴虚、阳虚，是指阴阳任何一方低于正常水平的病变。

（1）阳偏衰："阳虚则寒"，阳虚不能制约阴，则导致阴相对偏盛而出现寒象。

常见症状：面色苍白、畏寒肢冷、神疲蜷卧、自汗、脉微等表现。

病变性质：虚寒证。

治法：温补阳气，以驱散虚寒。《素问·至真要大论》："益火之源，以消阴翳。"

（2）阴偏衰："阴虚则热"，阴虚不能制约阳，则阳相对偏亢而出现热象。

常见症状：潮热、盗汗、五心烦热、口舌干燥、脉细数等表现。

病变性质：虚热证。

治法：滋阴以制约虚热。《素问·至真要大论》："壮水之主，以制阳光。"

第三节　五行学说

五行学说认为宇宙间的一切事物，都是由木、火、土、金、水五种物质元素组成。自然界各种事物和现象的发展变化，都是这五种物质不断运动和相互作用的结果。天地万物的运行都要受五行生克制化法则的统一支配。五行学说用木、火、土、金、水五种物质来说明世界万物的起源和多样性的统一。

一、五行的基本概念

"五"，是木、火、土、金、水五类物质。

"行"，即运动变化、运行不息的意思。

五行，是指木、火、土、金、水五种物质的运动变化。

二、五行学说的基本内容

（一）五行的特性

"木曰曲直" 曲直，即树木的枝条具有生长、能曲能伸、柔和的特性。

因而引申为凡有生长、升发、条达、舒畅等性质或作用的事物，均归属于"木"。

"火曰炎上" 火具有发热、温暖、向上的特性。因而引申为具有温热、升腾、茂盛性质的事物或现象，均可归属于"火"。

"土爱稼穑" 指农作物的播种和收获。土具有载物、生化的特性，故称"土载四行"，为万物之母。因而引申为具有生化、承载、受纳性能的事物或现象，皆归属于"土"。

"金曰从革" 金具有能柔能刚、变革、肃杀的特性。因而引申为具有肃杀、潜能、收敛、清洁之意的事物或现象，均可归属于"金"。

"水曰润下" 水具有滋润下行的特性。因而引申为具有寒凉、滋润、趋下、闭藏性能的事物或现象，均可归属于"水"。

由上可知，在五行学说中，五行已脱离了木、火、土、金、水五种具体物质的本身含义，而是以五行的抽象特性为标准，对宇宙中的事物或现象的属性概况。

（二）事物的五行归类

1. 取象比类法

"取象"，即从事物的形象（形态、作用、性质）中找出能反映本质的特有征象；"比类"，即以五行各自的抽象属性为基准，与某种事物所特有的征象进行比较，以确定其五行的归属。如方位配五行，旭日东升，与木之升发特性相类似，故东方归属于木；南方炎热，与火之炎上特性相类，故南方归属于火。又如五脏配五行，脾主运化而类于土之化物，故脾归属于土，肺主肃降而类于金之肃杀，故肺归属于金。

2. 推演络绎法

根据已知的某些事物五行属性，推衍至其他相关事物，以得知这些事物的五行归属的推理方法。以木行推衍为例，已知肝属于木，而肝合胆，主筋，开窍于目，故胆、筋、目眦属于木。

总之，五行学说以天人相应为指导思想，以五行为中心，以空间结构的五方、时间结构的五季、人体结构的五脏为基本框架，将自然界的各种事物和现象，以及人体的生理、病理现象，按其属性进行归纳，即凡具有生发、柔和特性者统属于木，具有阳热、上炎特性者统属于火，具有长养、化育特性者统属于土，具有清静、肃杀特性者统属于金，具有寒冷、滋润、趋下、闭藏特性者统属于水。从而将人体的生命活动与自然界的事物和现象联系起来，形成了联系人体内外环境的五行结构系统，用以说明人体以及人与自然环境的统一性（表2-1）。

表2-1 五行属性归类表

自然界						五行	人体				
五化	五味	五色	五气	五方	五季		五脏	五腑	五体	诸窍	情志
生	酸	青	风	东	春	木	肝	胆	筋	目	怒
长	苦	赤	暑	南	夏	火	心	小肠	脉	舌	喜
化	甘	黄	湿	中	长夏	土	脾	胃	肉	口	思
收	辛	白	燥	西	秋	金	肺	大肠	皮	鼻	悲
藏	咸	黑	寒	北	冬	水	肾	膀胱	骨	耳、二阴	恐

（三）五行的调节机制

1. 正常的五行调节机制

（1）五行相生：五行间依次存在着递相滋生、促进、助长的关系。

次序：木生火，火生土，土生金，金生水，水生木（图2-1）

别称："母子关系"——"生我"者为母，"我生"者为"子"。

举例："木"之子为"火"。

（2）五行相克：五行间存在着有序的间隔递相克制、制约的关系。

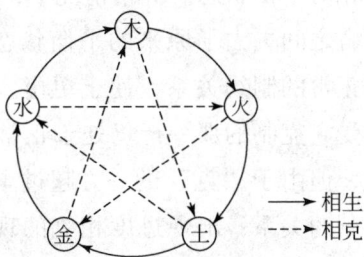

图2-1 五行相生相克示意图

次序：木克土，土克水，水克火，火克金，金克木，木克土。

别称："所胜""所不胜"关系——"克我"者为"所不胜"，"我克"者为"所胜"。

举例：木克土，"木"是"土"之所不胜，"土"是"木"之所胜。

（3）五行制化：五行中的制化关系，是五行生克关系的结合。相生与相克是不可分割的两个方面。没有生，就没有事物的发生和成长；没有克，就不能维持正常协调关系下的变化与发展。因此，必须生中有克（化中有制），克中有生（制中有化），相反相成，才能维持和促进事物相对平衡协调和发展变化。五行之间这种生中有制、制中有生、相互生化、相互制约的生克关系，称为制化。

五行制化的规律是：木克土，土生金，金克木；火克金，金生水，水克火；土克水，水生木，木克土；金克木，木生火，火克金；水克火，火生土，土克水。

2. 五行的异常调节机制

（1）五行母子相及：母子相及是指五行生克制化遭到破坏后所出现的不正常的相生现象。包括母病及子和子病及母两个方面。

母病及子与相生次序一致，子病及母则与相生的次序相反。如木行，影响到火行，叫作母病及子；影响到水行，则叫作子病及母。

（2）五行相乘：五行中某一行对受制约一行超过正常限度的制约关系，使事物之间失去了正常的协调关系。五行之间相乘的次序与相克同，但被克者更加虚弱。

相乘现象可分两个方面：其一，五行中任何一行本身不足，使原来克它的一行乘虚侵袭，而使它更加不足，即乘其虚而袭之。如以木克土为例，正常情况下，木克土，木为克者，土为被克者，由于它们之间相互制约而维持着相对平衡状态。异常情况下，木仍然处于正常水平，但土本身不足，因此，两者之间失去了原来的平衡状态，则木乘土之虚而克它。这样的相克，超过了正常的制约关系，使土更虚。其二，五行中任何一行本身过度亢盛，而原来受它克制的那一行仍处于正常水平，在这种情况下，虽然"被克"一方正常，但由于"克"的一方超过了正常水平，所以也同样会打破两者之间的正常制约关系，出现过度相克的现象。仍以木克土为例：正常情况下，木能制约土，维持正常的相对平衡，若土本身仍然处于正常水平，但由于木过度亢进，从而使两者之间失去了原来的平衡状态，出现了木亢乘土的现象。

（3）五行相侮：五行中的某一行对制约自己的一行的反向克制，使原来克它的一行，不仅不能去制约它，反而被它所克制，即反克，又称反侮。

相侮现象也表现为两个方面。以木为例：其一，当木过度亢盛时，金原是克木的，但由于木过度亢盛，则金不仅不能去克木，反而被木所克制，使金受损，这叫木反侮金。其二，当木过度衰弱时，金原克木，木又克土，但由于木过度衰弱，则不仅金来乘木，而且土亦乘木之衰而反侮之。习惯上，把土反侮木称之为"土壅木郁"。

相乘、相侮均为相克关系破坏后的异常表现。"乘"为相克之有余，而危害于被克者，也就是某一行对其"所胜"过度克制。"侮"为被克者有余，而反侮其克者，也就是某一行对其"所不胜"的反克。

为了便于理解，我们将乘、侮分别加以分析。实际上，相乘和相侮是休戚相关的，是一个问题的两个方面，现在我们将两者统一起来分析。如木有余而金不能对木加以克制，木便过度克制其所胜之土，这叫作"乘"，同时，木还恃己之强反去克制其"所不胜"的金，这叫作"侮"。反之，木不足，则不仅金来乘木，而且其所胜之土又乘其虚而侮之。所以说"气有余，则制己所胜而侮所不胜，其不及，则己所不胜侮而乘之，己所胜轻而侮之"（《素问·五运行大论》）。

总之，五行结构系统具有两种调节机制：一为正常情况下的生克制化调节机制，一为异常情况下的胜复调节机制。通过这两种调节机制，形成并保障了五行结构系统的动态平衡和循环运动。

三、五行学说在中医学中的应用

五行学说在中医学领域中的应用，主要是运用五行的特性来分析和归纳人体的形体结构及其功能，以及外界环境各种要素的五行属性；运用五行的生克制化规律来阐述人体五脏系统之间的局部与局部、局部与整体，以及人与外界环境的相互关系；用五行乘侮胜复规律来说明疾病的发生发展的规律和自然界五运六气的变化规律。五行学说不仅具有理论意义，而且还有指导临床诊断、治疗和养生康复的实际意义。

五行学说的应用，加强了中医学关于人体以及人与外界环境是一个统一整体的论证，使中医学所采用的整体系统方法进一步系统化。

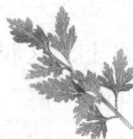

第三章　藏　　象

藏，指隐藏于体内的脏器。

象，指脏腑的生理病理表现于外的征象。

我们观察不到藏于体内的脏器，但其生理、病理变化可以从外（五体、五官、五色等）观察到。因此，"象"是"藏"的外在反映，"藏"是"象"的内在本质，两者结合起来就叫作"藏象"。中医学据此作为判断人体健康状态并诊断、治疗疾病。

藏象学说是研究脏腑形体官窍的形态结构、生理活动规律及其相互关系的学说。它认为人体是以心、肝、脾、肺、肾五脏为中心，以胆、胃、大肠、小肠、膀胱、三焦等六腑相配合，以气、血、精津液为物质基础，通过经络内而五脏六腑，外而形体官窍所构成的五个功能活动系统。这五个系统不仅受天地四时阴阳的影响，同时互相之间也紧密联系，从而使人体整体与局部、局部与局部，以及人体与外界环境成为一个复杂的网络结构。

脏腑是人体五脏（心、肺、脾、肝、肾）、六腑（胆、胃、大肠、小肠、膀胱、三焦）和奇恒之腑（脑、髓、骨、脉、胆、女子胞）的总称。其主要是人体内视之可见、触之可及的实体脏器，它是在古代的历史条件下，运用解剖学的方法，实际观察、测量而来。如《灵枢·五十营》对人体呼吸的计量，《灵枢·骨度》对人体骨骼的计量等。但中医学研究脏腑主要不是从解剖学的脏腑实体器官出发，而是以整体功能为基础，以显现于外的功能现象和联系为基础来确定脏腑的概念。因此，脏腑是一个形态与功能的综合概念，不仅具有解剖学意义，而且更重要的它还是一个人体的功能模型。

第一节 五 脏

一、心

（一）心的解剖形态

心位于胸腔偏左，膈膜之上，肺之下，圆而下尖，形如莲蕊，外有心包卫护。

（二）心的生理功能

藏象学说中的心，在中医文献中有"血肉之心"和"神明之心"之别。"血肉之心"，即指实质性的心脏；"神明之心"是指脑接受和反映外界事物，进行意识、思维、情志等精神活动的功能。中医学把精神意识、思维活动归属于心，故有"神明之心"的说法。正如李梴《医学入门·脏腑》所说："有血肉之心，形如未开莲花，居肺下肝上是也。有神明之心……主宰万事万物，虚灵不昧是也。"

1. 心主血脉

心气推动血液在脉中运行到达全身以营养全身。心脏和脉管相连，形成一个密闭的系统，成为血液循环的枢纽。心脏不停地搏动，推动血液在全身脉管中循环无端，周流不息，成为血液循环的动力。

心脏功能正常，则心脏搏动如常，脉象和缓有力，节律调匀，面色红润光泽。

若心主血脉功能发生病变，则会通过心脏搏动、脉搏、面色、舌象等方面反映出来。心气不足，血液亏虚，脉道不利，则血液不畅，或血脉空虚，而见面色无华、脉象细弱无力等，甚则发生气血瘀滞，血脉受阻，而见面色灰暗，唇舌青紫，心前区憋闷和刺痛，脉象结、代、促、涩等。

常用治疗方法：益气养血，行气活血。

代表方剂：归脾汤、血府逐瘀汤等。

2. 心藏神

神的含义有二：狭义的神是指人们的精神、意识、思维活动；广义的神指人体生命活动的综合外在表现，从面色、眼神、言语、应答、肢体活动姿态等方面表达出来。

其生理作用有二：其一，主司思维、意识、精神活动。在正常情况下，神明之心接受和反映客观外界事物，进行精神、意识、思维活动，从而对外界事物做出判断；其二，主宰生命活动。《饮膳正要·序》言："心为身之主宰，万事之根本。"神明之心为人体生命活动的主宰，五脏六腑必须在心的统一指挥下，才能进行统一协调且正常的生命活动。心为君主之官而脏腑百骸皆听命于心。

心主神志的生理功能正常，则精神振奋，神志清晰，思维敏捷，对外界信息的反应灵敏。如果心主神志的生理功能异常，不仅可以出现精神意识思维活动的异常，如失眠、多梦、神志不宁，甚至谵狂，或反应迟钝、精神萎靡，甚则昏迷、不省人事，而且还可能影响其他脏腑的功能活动，甚至危及生命。

常用治疗方法：清心泻火安神，养血安神。

代表方剂：朱砂安神丸、天王补心丹等。

附：心包络

心包络，简称心包，是心脏外面的包膜，为心脏的外围组织，其上附有脉络，是通行气血的经络，合称心包络。

由于心包络是心的外围组织，故有保护心脏、代心受邪的作用。藏象学说认为，心为君主之官，邪不能犯，所以外邪侵袭于心时，首先侵犯心包络。故《灵枢·邪客》曰："诸邪之在于心者，皆在于心之包络。"

其临床表现主要是心藏神的功能异常，如在外感热病中，因温热之邪内陷，出现高热神昏、谵语妄言等心神受扰的病态，称为"热入心包"。由痰浊引起的神志异常，表现为神昏模糊、意识障碍等心神昏乱的病态，称为"痰浊蒙蔽心包"。

实际上，心包受邪所出现的病变与心是一致的，故在辨证和治疗上也大体相同。

二、肺

（一）肺的解剖形态

肺位于胸腔，左右各一，在膈膜之上，上连气道，喉为门户，覆盖着其他脏腑，是五脏六腑中位置最高者，故称为"华盖"。

（二）肺的生理功能

1. 肺主呼吸之气

肺主呼吸之气是指肺通过呼吸运动，吸入自然界的清气，呼出体内的浊气，实现体内外气体交换的功能。

中医学认为，呼吸运动不仅靠肺来完成，还有赖于肾的协作。肺为气之主，肾为气之根，肺主呼，肾主纳，一呼一纳，一出一入，才能完成呼吸运动。

肺司呼吸的功能正常，则气道通畅，呼吸调匀。若病邪犯肺，影响其呼吸功能，则出现胸闷、咳嗽、喘促、呼吸不利等症状。

2. 肺朝百脉

肺朝百脉的生理功能为助心行血。肺主气，心主血，全身的血和脉，均统属于心。心脏的搏动，是血液运行的基本动力。血的运行，又依赖于气的推动，随着气的升降而运行到全身。肺能协助心脏主持血液循行。肺助心行血的作用，说明了肺与心在生理、病理上反映了气和血的密切关系。若肺气虚衰，不能助心行血，就会影响心主血脉的生理功能，而出现血行障碍，如胸闷心悸、唇舌青紫等症状。

3. 肺主行水

肺主行水是指肺对体内水液输布、运行和排泄的疏通和调节作用。

人体内的水液代谢，是由肺、脾、肾，以及小肠、大肠、膀胱等脏腑共同完成的。肺主行水的生理功能，是通过肺气的宣发和肃降来实现的。肺气宣发，一是使水液迅速向上向外输布，布散到全身，外达皮毛，"若雾露之溉"，以充养、润泽、护卫各个组织器官。二是被身体利用后的废水和剩余水分，在肺气的宣发作用下，通过呼吸、皮肤汗孔蒸发而排出体外；在肺气肃降作用下，使体内代谢后的水液不断地下行到肾，经肾和膀胱的气化作用，生成尿液而排出体外，保持小便的通利。这就是肺在调节水液代谢中的作用，也就是肺通调水道的生理功能。如果肺气宣降失常，失去行水的职能，水道不调，则可出现水液输布和排泄障碍，如痰饮、水肿等。

4. 肺主宣肃

肺的宣发与肃降为肺气机升降出入运动的具体表现形式。肺位居上，既宣（向上向外）且降（向下向内），又以下降为主。肺气必须在宣降的情况下保持其主气、司呼吸、助心行血、通调水道等正常的生理功能。

（1）肺主宣发　其气机运动表现为升与出。其生理作用可体现在三个方面：其一，呼出浊气。其二，输布津液精微。肺将脾所传输的津液和水谷精微，布散到全身，外达于皮毛，以温润濡养五脏六腑、四肢百骸、肌腠皮毛。其三，宣发卫气达于体表。肺借宣发卫气，调节腠理之开阖，并将代谢后的津液化为汗液，由汗孔排出体外。因此，肺气失于宣散，则可出现呼吸不利、胸闷、咳嗽，以及鼻塞、喷嚏和无汗等症状。

（2）肺主肃降　其气机运动形式为降与入。其生理作用可体现在四个方面：其一，吸入清气；其二，输布津液精微，肺将吸入的清气和由脾传输于肺的津液和水谷精微向下布散于全身，以供脏腑组织生理功能之需要；其三，使水液代谢产物下输膀胱；其四，肃清肺和呼吸道内的异物，以保持呼吸道的洁净。因此，肺气失于肃降，则可现呼吸短促、喘促、咳痰等肺气上逆之候。

三、脾

（一）脾的解剖形态

位于腹腔上部，膈膜下面，在左季胁的深部，附于胃的背侧左上方。

（二）脾的生理功能

1. 脾主运化

脾主运化指脾具有将水谷化为精微，并将精微物质传输至全身各脏腑组织的功能。

（1）运化水谷　脾对饮食物的消化、吸收并传输水谷精微的作用。水谷精微是人体出生后营养物质的主要来源，是生成气血的物质基础，故称脾为"后天之本""气血生化之源"。

（2）运化水湿　脾具有吸收和传输水液、防止水液在体内停聚的作用。若脾运化功能减弱，则会出现如下病理状态。

脾气虚 {
　失于运化水谷 { 症状：腹胀、便溏、食欲不振，日久倦怠、消瘦和气血不足
　　　　　　　　 常用方剂：四君子汤、参苓白术散、归脾汤等
　失于运化水湿 { 症状：水湿痰饮
　　　　　　　　 常用方剂：苓桂术甘汤、实脾散等

2. 脾主统血

脾主统血指脾具有统摄血液，使之在经脉中运行而不溢于脉外的功能。

病理：脾不统血，皮下出血、便血、尿血、崩漏等，尤以下部出血为

多见。

常用方剂：归脾汤等。

3. 脾主升清

脾主升清指脾气具有吸收水谷精微等营养物质，并上输于心、肺、头目，再通过心肺作用化生气血，以营养全身的生理特性。脾气上升维持人体内脏位置的相对恒定。

病理：

$$\text{脾气虚}\begin{cases}\text{脾气不升}\begin{cases}\text{症状：神疲乏力、眩晕、泄泻等}\\ \text{常用方剂：归脾汤、参苓白术散}\end{cases}\\ \text{脾气下陷}\begin{cases}\text{症状：久泄脱肛，甚或内脏下垂等}\\ \text{常用方剂：补中益气汤}\end{cases}\end{cases}$$

四、肝

（一）肝的解剖形态

肝位于腹部，横膈之下，右胁下而稍偏左。肝分左、右两叶，其色紫赤。

（二）肝的生理功能

1. 肝主疏泄

肝主疏泄是指肝具有疏通、舒畅、条达，以保持全身气机疏通畅达，通而不滞，散而不郁的作用。肝主疏泄功能正常，全身气机调畅，气血和调，经络通利，脏腑组织活动也就能正常协调。表现在以下三个方面。

（1）精神情志上，心情舒畅，理智清朗，思维灵敏，气和志达，血气和平。若疏泄不及，气机受郁，则表现为抑郁寡欢、多愁善虑等，治疗需疏肝理气，代表方剂为柴胡疏肝汤、逍遥丸；疏泄太过，气机上逆，则表现为烦躁易怒、头胀头痛、面红目赤等，治疗需平肝泻火降逆，代表方剂为龙胆泻肝丸等。

（2）饮食上，使脾胃的气机升降协调，促进胆汁的分泌、排泄，从而促进脾胃的消化吸收及胃之受纳腐熟功能。若肝失疏泄，脾胃气机亦受影响，出现腹胀泄泻、胃脘胀满疼痛、呃逆嗳气、吞酸嘈杂、呕吐等。治疗需疏肝理脾，疏肝健胃。常用方剂为痛泻药方、疏肝健胃丸。

（3）保障气血正常运行，反之气机阻滞，则气滞而血瘀，则可见胸胁刺痛，甚至癥聚、肿块、痛经、闭经等；若气机逆乱，又可致血液不循常道而出血。

2. 肝主藏血

血液来源于水谷精微，生化于脾而藏受于肝。肝内贮存一定的血液，既可以濡养自身，以制约肝之阳气而维持肝的阴阳平衡、气血和调，又可以防止出血。

肝藏血功能发生障碍时，可出现两种情况：一是血液亏虚。肝血不足，则分布到全身各处的血液不能满足生理活动的需要，可出现血虚失养的病理变化。如目失血养，则两目干涩昏花，或为夜盲；筋失所养，则筋脉拘急，肢体麻木，屈伸不利，以及妇女月经量少，甚至闭经等。二是血液妄行。肝不藏血可发生出血倾向的病理变化，如吐血、衄血、月经过多、崩漏等。

五、肾

（一）肾的解剖形态

肾位于腰部脊柱两侧，左右各一，右微下，左微上。外形椭圆弯曲，状如豇豆。

（二）肾的生理功能

1. 肾藏精

肾藏精是指肾具有摄纳、贮存、封藏人身精气的作用。

精的来源分为先天之精和后天之精。

先天之精：禀受于父母，与生俱来，是生育繁殖，构成人体的原始物质。藏于肾中，出生之后，得到后天之精的不断充养。后天之精：来源于水谷精微，由脾胃化生并灌溉五脏六腑。脏腑之精充盛，除供给本身生理活动所需之外，其剩余部分则贮藏于肾，以备不时之需。由此可见，先天之精是维持人体生命活动、促进机体生长发育的基本物质。

肾藏精，精化气，即肾气。肾精足则肾气充，肾精亏则肾气衰。人体之生、长、壮、老、已的生命过程取决于肾精及肾气的盛衰。

（1）促进机体的生长、发育：机体的生、长、壮、老、已是人类生命的自然规律。《素问·上古天真论》以男八女七为计，将生命历程分为三个阶段。一为生命发育阶段："丈夫八岁，肾气实，发长齿更；二八，肾气盛，天癸至，精气溢泻，阴阳和，故能有子。""女子七岁，肾气盛，齿更发长；二七而天癸至，任脉通，太冲脉盛，月事以时下，故有子。"二为身体壮盛阶段：男子"三八，肾气平均，筋骨劲强，故真牙生而长极；四八，筋骨隆盛，肌肉满壮。"女子"三七，肾气平均，故真牙生而长极；四七，筋骨坚，发长极，身体盛壮。"三为身体渐衰阶段：男子"五八，肾气衰，发堕齿槁；六八，阳气衰竭于上，面焦，发鬓颁白；七八，肝气衰，筋不能动，天癸竭，精少，肾脏衰，形体皆极；八八，则齿发去。"女子"五七，阳明脉衰，面始焦，发始堕；六七，三阳脉衰于上，面皆焦，发始白；七七，任脉虚，太冲脉衰少，天癸竭，地道不通，故形坏而无子。"

　　人体脏腑和精气的盛衰，随着年龄的增长呈现出由盛而衰而竭的规律性变化。人从幼年开始，肾精逐渐充盛，则有齿更发长等生理现象。到了青壮年，肾精进一步充盛，乃至达到极点，机体也随之发育到壮盛期，则真牙生，体壮实，筋骨强健。待到老年，肾精衰退，形体也逐渐衰老，全身筋骨运动不灵活，齿摇发脱，呈现出老态龙钟之象。

　　由此可见，肾精决定着机体的生长发育，为人体生长发育之根。如果肾精亏少，影响到人体的生长发育，则会出现生长发育障碍，如发育迟缓、筋骨痿软等；成年则现未老先衰，齿摇发落等。治疗生长发育障碍，如"五软""五迟"等病，补肾是其重要方法之一。补肾填精又是延缓衰老和治疗老年性疾病的重要手段。在历代中医文献中延缓衰老的方剂，以补肾者为多。藏惜肾精为养生之重要原则，固精学派便是中医养生学中一个重要的学术流派。

　　（2）促进生殖繁衍：人出生以后，由于先天之精和后天之精的相互滋养，从幼年开始，肾的精气逐渐充盛，发育到青春时期，随着肾精的不断充盛，便产生了一种促进生殖功能成熟并维持生殖功能的物质，称作天癸。于是，男子就能产生精液，女性则月经按时来潮，性功能逐渐成熟，具备了生殖能力。之后，随着人从中年进入老年，肾精也由充盛而逐渐趋向亏虚，天癸的生成亦随之而减少，甚至逐渐耗竭，生殖能力亦随之而下降，以至消失。这充分说明肾精对生殖功能起着决定性的作用，为生殖繁衍之本。如果肾藏精功能失常就会导致性功能异常，生殖功能下降。

　　（3）参与血液生成：肾藏精，精能生髓，精髓可以化而为血。所以，在临床上治疗血虚常用补肾填精之法。

　　（4）调解一身阴阳：肾阴，又称元阴、真阴、真水，为人体阴液的根本，对机体各脏腑组织起着滋养、濡润作用。肾阳，又称元阳、真阳、真火，为人体阳气的根本，对机体各脏腑组织起着推动、温煦作用。

　　肾阴和肾阳均根源于肾中精气，二者之间，相互制约、相互依存、相互为用，维持着人体生理上的动态平衡。同时，肾阴、肾阳为脏腑阴阳之本，肾阴充则全身诸脏之阴亦充，肾阳旺则全身诸脏之阳亦旺盛。

在病理情况下，由于某些原因，肾阴和肾阳的动态平衡遭到破坏而又不能自行恢复时，即形成肾阴虚和肾阳虚的病理变化。肾阴虚，则表现为五心烦热、眩晕耳鸣、腰膝酸软、男子遗精、女子梦交等症状；肾阳虚，则表现为精神疲惫、腰膝冷痛、形寒肢冷、小便不利或遗尿失禁，以及男子阳痿、女子宫寒不孕等性功能减退和水肿等症状。

由于肾阴与肾阳之间的内在联系，在病变过程中，常互相影响，肾阴虚发展到一定程度的时候，可以累及肾阳，发展为阴阳两虚，称作"阴损及阳"。肾阳虚发展到一定程度的时候，也可累及肾阴，发展为阴阳两虚，称作阳损及阴。

2. 肾主水液

在正常情况下，水饮入胃，由脾的运化和传输而上输于肺，肺通过宣发和肃降而通调水道，使清者以三焦为通道而输送到全身，发挥其生理作用；浊者则化为汗液、尿液和气等分别从皮肤汗孔、尿道、呼吸道排出体外，从而维持体内水液代谢的相对平衡。

在这一代谢过程中，肾的蒸腾气化使肺、脾、膀胱等脏腑在水液代谢中发挥各自的生理作用。被脏腑组织利用后的水液（清中之浊者）从三焦下行而归于肾，经肾的气化作用分为清浊两部分。清者，再通过三焦上升，归于肺而布散于周身；浊者变成尿液，下输膀胱，从尿道排出体外，如此循环往复，以维持人体水液代谢的平衡。

在病理上，肾主水的功能失调，气化失职，开阖失度，就会引起水液代谢障碍。气化失常，阖多开少，小便的生成和排泄发生障碍可引起尿少、水肿等病理现象；若开多阖少，又可见尿多、尿频等症。

3. 肾主纳气

纳，固摄、受纳的意思。肾主纳气，是指肾有摄纳肺吸入之气而调节呼吸的作用。人体的呼吸运动，虽为肺所主，但吸入之气，必须下归于肾，由肾气为之摄纳，呼吸才能通畅、调匀。

如果肾的纳气功能减退，摄纳无权，吸入之气不能归纳于肾，就会出现呼吸表浅、呼多吸少、动则喘甚等肾不纳气的病理变化。所以，咳喘之病，"在肺为实，在肾为虚"，初病治肺，久病治肾。

附： 五脏、六腑及形窍志液的关系（表3-1）

表3-1 五脏、六腑及形窍志液的关系

五脏	六腑	形体	华	诸窍	五液	五志
肝	胆	筋	爪	目	泪	怒
心	小肠	脉	面	舌	汗	喜
脾	胃	肉	唇	口	涎	思
肺	大肠	皮	毛	鼻	涕	悲忧
肾	膀胱	骨	发	耳和二阴	唾	惊恐

第二节 六 腑

　　六腑,是胆、胃、小肠、大肠、膀胱、三焦的总称。它们的共同生理功能是"传化物"。饮食物入口,通过食道入胃,经胃的腐熟,下传于小肠,经小肠分清泌浊,其清者(精微、津液)由脾吸收,转输于肺,而布散全身,以供脏腑经络生命活动之需要。其浊者(糟粕)下达于大肠,经大肠的传导,形成大便排出体外,而废液则经肾之气化而形成尿液,渗入膀胱,排出体外。

　　六腑的生理特性是受盛和传化水谷,具有通降下行的特性(见表3-2)。每一腑都必须适时排空其内容物,才能保持六腑通畅,功能协调,故有六腑"以通为用,以降为顺"之说。突出强调"通""降"二字,若通和降的太过与不及,均属于病态。

表3-2 六腑的生理功能

六腑	生理功能
胃	①主受纳、腐熟水谷(饮食物);②胃主通降
胆	①贮藏和排泄胆汁;②主决断
小肠	①主受盛(接受胃下传的饮食物)化物;②主泌别清浊
大肠	①传导糟粕;②吸收津液
膀胱	储存排泄尿液(在肾的气化作用下完成)
三焦	通行元气、水液、水谷

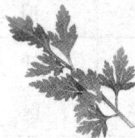

第四章 气血津液

第一节 气

一、气的概念

中医学认为气是构成人体的最基本物质，也是维持人体生命活动最基本的物质。气在宇宙中有两种形态：①弥散而剧烈运动的状态，由于细小、弥散、加上不停地运动，难以直接察知，故称"无形"；②凝聚状态，细小而弥散的气，集中凝聚在一起，就成为看得见、摸得着的实体，故称"有形"。

气来源于三个方面，即先天之精气、水谷之精气和自然界清气。

先天之精气：来自父母的生殖之精（肾为气之根）。

水谷之精气：来自脾胃运化的水谷之精气（脾胃为气血生化之源）。

自然界清气：由肺呼吸而入（肺为气之主）。

二、气的功能

（一）推动作用

气的推动作用指气具有激发、推动和促进的作用。气是活力很强的精微物质，能激发和促进人体的生长发育（肾气）以及各脏腑、经络等组织器官的生理功能（各脏腑经络之气），能推动血液的生成、运行，以及津液的生成、输布和排泄等。

（二）温煦作用

气的温煦作用是指气有温暖的作用，是机体热量的来源，是体内产生热量的物质基础（阳气）。人体的体温、各脏腑经络的生理活动，需要在气的温煦作用下进行。血、津液等液态物质得温则行。

气虚为阳虚之渐，阳虚为气虚之极。如果气虚而温煦作用减弱，则可现畏寒肢冷、脏腑功能衰退、血液和津液的运行迟缓等寒性病理变化。

（三）防御作用

气的防御作用是指气护卫肌肤、抗御邪气的作用（正气）。用"正气"代表人体的抗病能力，用"邪气"标示一切致病因素，用正气不能抵御邪气的侵袭来说明疾病的产生。故《素问·评热病论》曰："正气存内，邪不可干""邪之所凑，其气必虚"。

（四）固摄作用

气的固摄作用指气对血、津液、精等液态物质的稳固、统摄，以防止无故流失的作用。

气的固摄作用减退，必将导致机体气血、精神、津液的耗散、遗泄、脱失。其病轻者为散，为泄，重者为脱。凡汗出亡阳，精滑不禁，泻痢不止，大便不固，小便自遗，久嗽亡津，归于气脱。凡下血不止，崩中暴下，诸大亡血，归于血脱。

（五）气化作用

气化指人体内气的运行变化。气化是在气的作用下，脏腑的功能活动，精、气、血、津液等不同物质之间的相互化生，以及物质与功能之间的转化，包括了体内物质的新陈代谢，以及物质转化和能量转化等过程。

气的气化作用失常，则能影响整个物质代谢过程。如影响饮食物的消化吸收，影响气、血、津液的生成、输布，影响汗液、尿液和粪便的排泄等，从而形成各种复杂的病变。

四、气的运动

气机的概念：气的运动称为气机。

气机运动的基本规律：升、降、出、入。

五、人体之气的分类（见表4-1）

表4-1　人体之气的分类

分类	组成	分布	作用
元气（原气）	肾中精气	通过三焦，流行全身	①推动调控各脏腑、经络、形体和官窍生理活动；②与生长发育有关
宗气	由自然界清气与水谷精微组成	上出息（呼吸）道，下走气街	①行气血，司呼吸；②与语言、声音、呼吸强弱有关
营气（营阴）	水谷精气富含营养的部分	与血同行，环周不休（行于脉内）	①营养全身；②化生血液
卫气（卫阳）	水谷精微活动力极强的部分	熏于肓膜，散于胸腹（行于脉外）	①温养作用；②调节汗孔，司开阖；③防御作用

第二节　血

一、血的基本概念

血，即血液，是循行于脉中的富有营养的红色液态物质，是构成人体和维持人体生命活动的基本物质之一。

脉，是血液循行的管道，又称"血府"。

离经之血，是在某些因素的作用下，血液不能在脉内循行而溢出脉外时，称为出血，即"离经之血"。由于离经之血离开了脉道，失去了其发挥作用的条件，所以，就丧失了血的生理功能。

二、血的生成

营气和津液是生成血液的主要物质基础，而津液和营气都来自于饮食物，因此脾胃是血液生成最主要的脏腑。若中焦脾胃虚弱，不能运化水谷精微，化源不足，往往导致血虚。治疗血虚最主要的是益脾气，以达到养血的目的。

肾藏精，精生髓。精髓也是化生血液的基本物质，故有"血之源头在于肾"之说。所以治疗血虚的另一个方法是益精填髓养血。

三、血的循行

血液正常循行必须具备两个条件：一是脉管系统的完整性，二是全身各脏腑发挥正常生理功能，特别是与心、肺、肝、脾四脏的关系尤为密切。

（一）心主血脉

心气是血液循行的最主要的推动力。全身的血液，依赖心气的推动，通过经脉而输送到全身，发挥其濡养作用。心气充沛与否，心脏的搏动是否正常，在血液循环中起着十分关键的作用。

（二）肺朝百脉，助心行血

肺司呼吸而主一身之气，调节着全身的气机，辅助心脏，推动和调节血液的运行。肺助心行血的功能减弱则可见心悸、口唇青紫、舌爪甲紫暗等表现。

（三）脾主统血

五脏六腑之血全赖脾气统摄，脾气健旺，气血旺盛，则气之固摄作用也就健全，而血液就不会逸出脉外，导致各种出血。

（四）肝与血

肝与血的联系体现在两方面：①肝主藏血：具有贮藏血液和调节血流量的功能；②肝主疏泄，调畅全身气机，是血液通畅循行的又一重要条件。

从上可以看出，血液正常循行需要两种力量：推动力和固摄力。推动力是血液循环的动力，具体体现在心主血脉、肺助心行血及肝的疏泄功能上。另一方面是固摄的力量，它保障血液不致外溢，具体体现在脾的统血和肝藏血的功能方面。这两种力量的协调平衡维持着血液的正常循行。若推动力量不足，则可出现血液流速缓慢、滞涩，甚者血瘀等改变；若固摄力量不足，则可导致血液外溢，出现出血证。综上所述，血液循行是在心、肺、肝、脾等脏腑相互配合下进行的。因此，其中任何一个脏腑生理功能失调，都会引起血行失常。

血行失常不外出血和血瘀两种情况。治疗出血，不重在止血而重在分清出血的原因和性质。采用诸如清热止血、益气止血、平肝止血、清肺止血、祛瘀止血等治疗方法。血瘀则行血，总以活血祛瘀为要。无论活血或祛瘀，多在和血基础上进行，一般不宜猛峻，如欲逐瘀，常与攻下法同用，如理气活血、温经活络、攻逐瘀血等。

四、血的生理功能

（一）营养滋润全身

血的营养作用是由其组成成分决定的。血循行于脉内到达全身，为全身各脏腑组织的功能活动提供滋润和营养。

血的濡养作用可以从面色、肌肉、皮肤、毛发等方面反映出来。血的濡养作用正常，则面色红润、肌肉丰满壮实、肌肤和毛发光滑。当血的濡养作用减弱时，机体除脏腑功能低下外，还可见到面色不华或萎黄、肌肤干燥、肢体或肢端麻木、运动不灵活等临床表现。

（二）神志活动的物质基础

血是神志活动的物质基础，这一作用是古人通过大量的临床观察而认识到的。无论何种原因形成的血虚或运行失常，均可以出现不同程度的神志方面的症状。心血虚、肝血虚，常有惊悸、失眠、多梦等神志不安的表现，失血甚者还可出现烦躁、恍惚、癫狂、昏迷等神志失常的改变。可见血液与神志活动有着密切关系，所以《灵枢·营卫生会》说"血者，神气也"。

第三节　津　液

一、津液的概念

津液是人体一切正常水液的总称。津液包括各脏腑组织的正常体液和正常的分泌液，如胃液、肠液、唾液、关节液等，也包括代谢产物中的尿、汗、泪等。故《读医随笔·气血精神论》曰："汗与小便，皆可谓之津液，其实皆水也。"津液以水分为主体，含有大量营养物质，是构成人体和维持人体生命活动的基本物质。在体内，除血液之外，其他所有正常的水液均属于津液的范畴。

二、津液的代谢

（一）津液的生成

津液来源于饮食，通过脾、胃、小肠和大肠消化吸收饮食中的水分和营养而生成。所以津液的生成取决于以下两方面的因素：其一是充足的饮食物，这是生成津液的物质基础；其二是正常的脏腑功能，特别是脾胃、大小肠的生理功能。其中任何一方面因素的异常，均可导致津液生成不足，引起津液亏乏的病理变化。

（二）津液的输布

1. 脾气散精

脾主运化水谷精微，通过其转输作用，一方面将津液上输于肺，由肺的宣发和肃降，使津液输布全身而灌溉脏腑、形体和诸窍。另一方面，又可直接将津液布散至全身，即脾有"灌溉四旁"之功能，即所谓《素问·厥论》"脾主为胃行其津液"。

2. 肺主行水

肺主行水，通调水道，为"水之上源"。肺接受从脾转输而来的津液之后，一方面通过宣发作用将津液输布至人体上部和体表，另一方面，通过肃降作用，将津液输布至肾和膀胱以及人体下部形体。

3. 肾主津液

《素问·逆调论》说："肾者水脏，主津液。"肾对津液输布起着主宰作用，主要表现在两个方面：一是肾中阳气的蒸腾气化作用，是胃"游溢精气"、脾的散精、肺的通调水道，以及小肠的泌别清浊等作用的动力，以推动津液的输布；二是由肺下输至肾的津液，在肾的气化作用下，清者蒸腾，经三焦上输于肺而布散于全身，浊者化为尿液注入膀胱。

4. 肝主疏泄

肝主疏泄使气机调畅，三焦气治，气行则津行，促进了津液的输布环流。

5. 三焦决渎

三焦决渎是津液在体内流注输布的通道。

（三）津液的排泄

津液的排泄主要依赖于肺、脾、肾等脏腑的综合作用，其具体排泄途径如下。

1. 汗、呼气

肺气宣发，将津液输布到体表皮毛，被阳气蒸腾而形成汗液，由汗孔排出体外。肺主呼吸，肺在呼气时也带走部分津液。

2. 尿液

尿液为津液代谢的最终产物，其形成虽与肺、脾、肾等脏腑密切相关，但尤以肾为最。肾之气化作用与膀胱的气化作用相配合，共同形成尿液并排出体外。肾在维持人体津液代谢平衡中起着关键作用，所以说"水为至阴，其本在肾"。

3. 粪便

大肠排出的水谷糟粕所形成的粪便亦带走一些津液。腹泻时，大便中含水多，带走大量津液，易引起伤津。

综上所述，津液代谢的生理过程，需要多个脏腑的综合调节，其中尤以肺、脾、肾三脏为要。津液生成不足或大量丢失而伤津化燥，甚则阴液亏虚，乃至脱液亡阴，治宜滋液生津、滋补阴液、敛液救阴。津液停聚则为湿、为饮、为水、为痰，其治当以发汗、化湿、利湿（尿）、逐水、祛痰为法。

三、津液的功能

（一）滋润濡养

津液以水为主体，具有很强的滋润作用，富含多种营养物质，具有营养功能。

（二）化生血液

津液经孙络渗入血脉之中，成为化生血液的基本成分之一。

（三）调节阴阳

在正常情况下，人体阴阳之间处于相对的平衡状态。津液作为阴精的一部分，对调节人体的阴阳平衡起着重要作用。脏腑之阴的正常与否，与津液的盛衰是分不开的。人体根据体内的生理状况和外界环境的变化，通过津液的自我调节使机体保持正常状态，以适应外界的变化。如寒冷的时候，皮肤汗孔闭合，津液不能借汗液排出体外，而下降入膀胱，使小便增多；夏暑季节，汗多则津液减少下行，使小便减少。当体内丢失水液后，则多饮水以增加体内的津液。《灵枢·五癃津液别》说："水谷入于口，输于肠胃，其液别为五：天寒衣薄，则为溺与气；天热衣厚，则为汗……"由此调节机体的阴阳平衡，从而维持人体的正常生命活动。

（四）排泄废物

津液在其自身的代谢过程中，能把机体的代谢产物通过汗、尿等方式不断地排出体外，使机体各脏腑的气化活动正常。若这一作用受到损害、发生障碍，就会使代谢产物潴留于体内，而产生痰、饮、水、湿等多种病理产物。

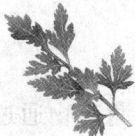

第五章 经 络

第一节 经络学说概述

一、经络的概念

经络，是经脉和络脉的统称。经脉贯通上下，沟通内外，是经络系统中纵行的主干，大多循行于人体的深部，且有一定的循行部位。络脉是经脉别出的分支，较经脉细小，纵横交错，网络全身，无处不至。

二、经络系统的组成（图5-1）

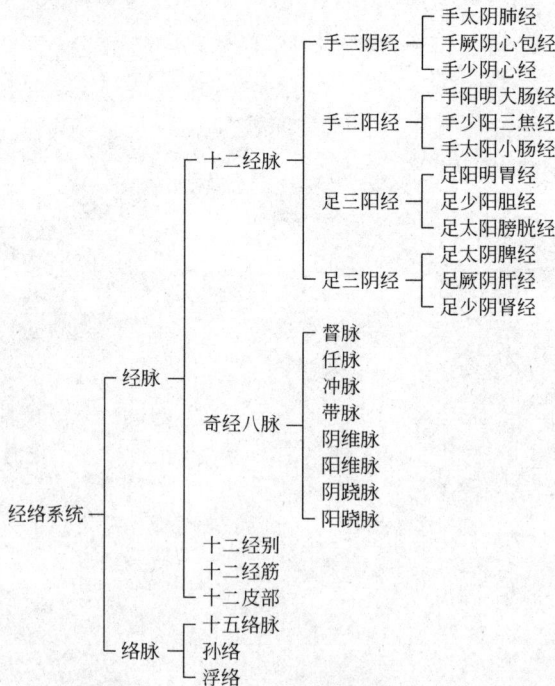

```
                                        ┌ 手太阴肺经
                              ┌ 手三阴经 ┤ 手厥阴心包经
                              │         └ 手少阴心经
                              │         ┌ 手阳明大肠经
                              │ 手三阳经 ┤ 手少阳三焦经
                    ┌ 十二经脉┤         └ 手太阳小肠经
                    │         │         ┌ 足阳明胃经
                    │         │ 足三阳经 ┤ 足少阳胆经
                    │         │         └ 足太阳膀胱经
                    │         │         ┌ 足太阴脾经
                    │         └ 足三阴经 ┤ 足厥阴肝经
                    │                   └ 足少阴肾经
              ┌ 经脉┤                   ┌ 督脉
              │     │                   │ 任脉
              │     │                   │ 冲脉
              │     │                   │ 带脉
              │     ├ 奇经八脉 ──────────┤ 阴维脉
              │     │                   │ 阳维脉
              │     │                   │ 阴跷脉
    经络系统 ─┤     │                   └ 阳跷脉
              │     │ 十二经别
              │     │ 十二经筋
              │     └ 十二皮部
              │     ┌ 十五络脉
              └ 络脉┤ 孙络
                    └ 浮络
```

图5-1 经络系统的组成

三、十二经脉

（一）十二经脉的流注次序（见图 5-2）

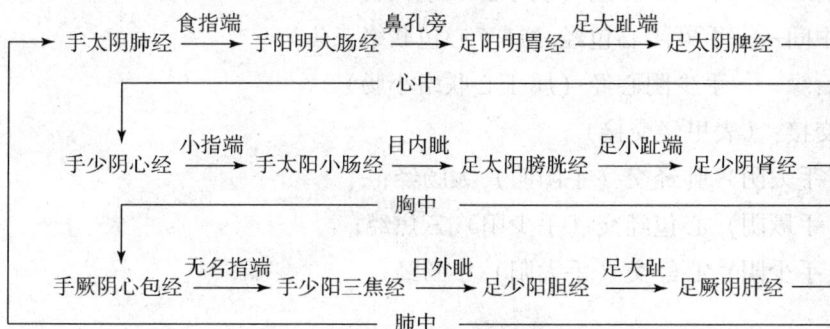

图 5-2　十二经脉流注次序

《灵枢·营卫生会篇》形容为"阴阳相贯，如环无端"。

第二节　十二经脉

一、手三阴经

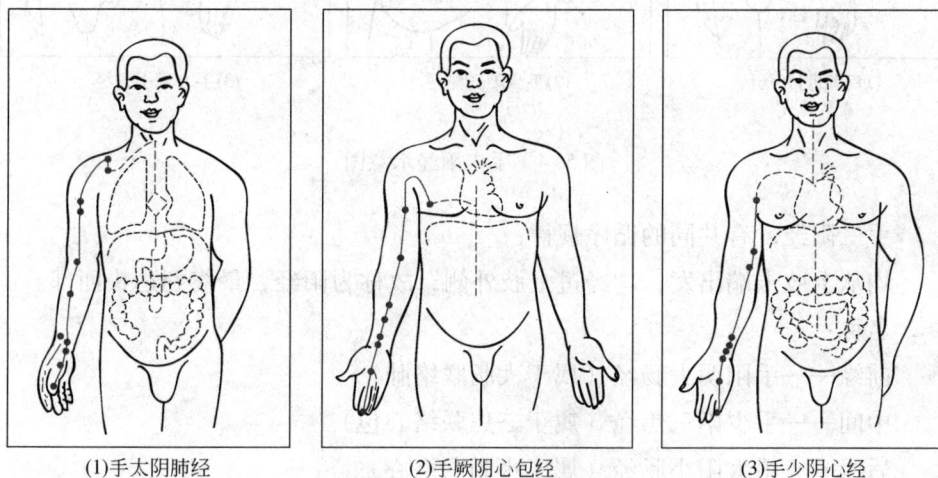

(1)手太阴肺经　　　　(2)手厥阴心包经　　　　(3)手少阴心经

图 5-3　手三阴经示意图

手三阴经，有共同的循序规律：

均从胸中出发，均经过上肢内侧，故称为阴经，最终到达上肢末端。

名称：

前缘——手太阴肺经（属于肺联络大肠）

中间——手厥阴心包经（属于心包联络三焦）

后缘——手少阴心经（属于心联络小肠）

交接：（表里经交接）

（手太阴）肺经交（手阳明）大肠经；

（手厥阴）心包经交（手少阳）三焦经；

（手少阴）心经交（手太阳）小肠经。

二、手三阳经

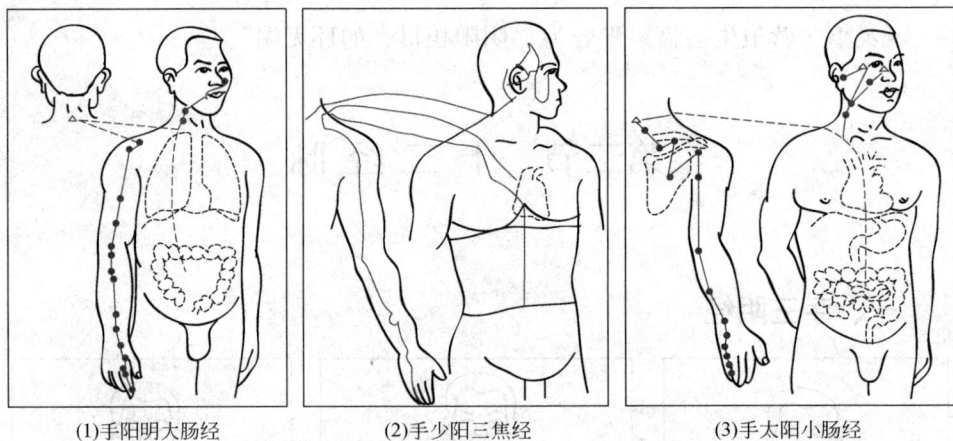

(1)手阳明大肠经　　(2)手少阳三焦经　　(3)手太阳小肠经

图5-4　手三阳经示意图

手三阳经，有共同的循序规律：

均从上肢末端出发，均经过上肢外侧，故称为阳经，最终到达头面部。

名称：

前缘——手阳明大肠经（属于大肠联络肺）

中间——手少阳三焦经（属于三焦联络心包）

后缘——手太阳小肠经（属于小肠联络心）

向下交接：（同名经交接）

（手阳明）大肠经交（足阳明）胃经；

（手少阳）三焦经交（足少阳）胆经；

（手太阳）小肠经交（足太阳）膀胱经。

三、足三阳经

足三阳经，有共同的循序规律：

均从头出发，均经过躯干、下肢外侧，故称为阳经，最终到达下肢的末端。

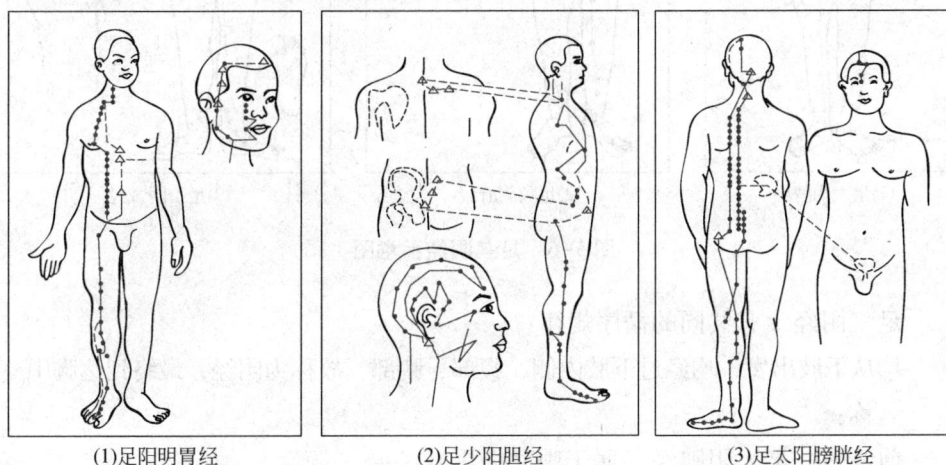

(1)足阳明胃经　　(2)足少阳胆经　　(3)足太阳膀胱经

图 5-5　足三阳经示意图

名称：

前缘——足阳明胃经（属于胃联络脾）

中间——足少阳胆经（属于胆联络肝）

后缘——足太阳膀胱经（属于膀胱联络肾）

向下交接：（表里经交接）

（足阳明）胃经交（足太阴）脾经；

（足少阳）胆经交（足厥阴）肝经；

（足太阳）膀胱经交（足少阴）肾经。

四、足三阴经

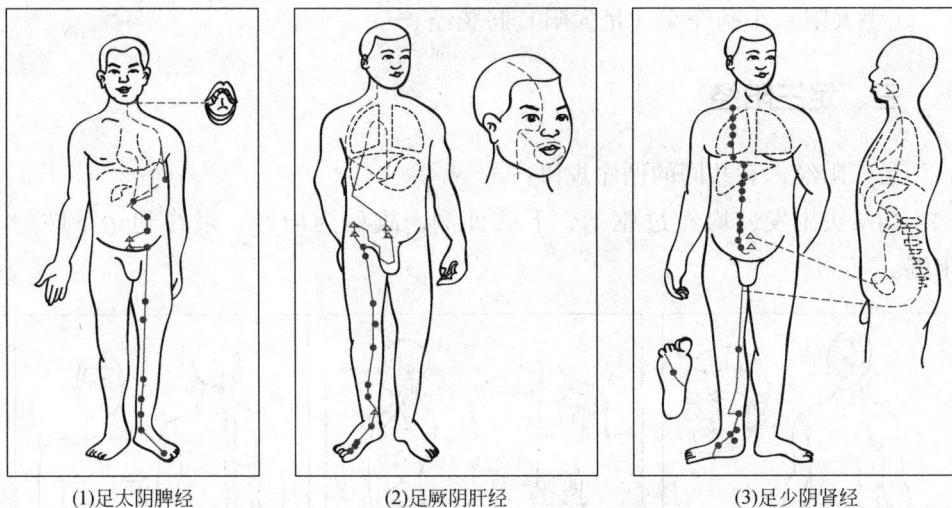

(1)足太阴脾经　　　　　　(2)足厥阴肝经　　　　　　(3)足少阴肾经

图 5-6　足三阴经示意图

足三阴经，有共同的循序规律：

均从下肢出发，均经过下肢内侧、腹部、胸部，故称为阴经，最终到达胸中。

名称：

前缘——足太阴脾经（属于脾联络胃）

中间——足厥阴肝经（属于肝联络胆）

后缘——足少阴肾经（属于肾联络膀胱）

向下交接：（没有规律）

（足太阴）脾经交（手太阴）心经；

（足少阴）肾经交（手厥阴）心包经；

（足厥阴）肝经交（手太阴）肺经。

第三节　奇经八脉

一、奇经八脉的概念

奇经八脉是指十二经脉之外的八条经脉，包括任脉、督脉、冲脉、带脉、阴跷脉、阳跷脉、阴维脉、阳维脉。奇者，异也，因其异于十二正经，故称为奇经八脉。

二、奇经八脉的生理特点与功能

1. 奇经八脉的生理特点

（1）奇经八脉与脏腑无直接络属关系。

（2）奇经八脉之间无表里配合关系。

（3）奇经八脉的分布不像十二经脉一样分布遍及全身，人体的上肢无奇经八脉的分布。其走向也与十二经脉不同，除带脉外，余者皆由下而上循行。

2. 奇经八脉的共同生理功能

（1）进一步加强十二经脉之间的联系：如督脉能总督一身之阳经，任脉联系总任一身之阴经，带脉约束纵行诸脉，二跷脉主宰一身左右的阴阳，二维脉维络一身表里的阴阳，奇经八脉进一步加强了机体各部分的联系。

（2）调节十二经脉的气血：十二经脉气有余时，则蓄藏于奇经八脉；十二经脉气血不足时，则由奇经"溢出"及时给予补充。

（3）奇经八脉与肝、肾等脏及女子胞、脑、髓等奇恒之腑有十分密切的关系，相互之间在生理、病理上均有一定的联系。

第四节 经络的生理功能

经络纵横交贯，遍布全身，将人体内外、脏腑、肢节、官窍联结成为一个有机的整体，在人体的生命活动中，具有十分重要的生理功能。这里概括说明了经络系统在生理、病理和防治疾病方面的重要性，又可理解为经络系统所具有的功能。

一、联系作用

人体是由五脏六腑、四肢百骸、五官九窍、皮肉脉筋骨等组成的，它们虽各有不同的生理功能，但又共同进行着有机的整体活动，使机体内外、上下保持协调统一，构成一个有机的整体。这种有机配合、相互联系，主要是依靠经络的沟通、联络作用实现的。

二、感应作用

经络不仅有运行气血营养物质的功能，而且还有传导信息的作用。所以，经络也是人体各组成部分之间的信息传导网。当肌表受到某种刺激时，刺激量就沿着经脉传于体内有关脏腑，使该脏腑的功能发生变化，从而达到疏通气血和调整脏腑功能的目的。脏腑功能活动的变化也可通过经络而反映于体表。经络循行四通八达而至机体每一个局部，从而使每一局部成为整体的缩影。针刺中的"得气"和"行气"现象，就是经络传导感应作用的表现。

三、濡养作用

人体各个组织器官，均需气血濡养，才能维持正常的生理活动。气血通过经络循环灌注而通达全身，发挥其营养脏腑组织器官、抗御外邪、保卫机体的作用。

四、调节作用

经络能运行气血和协调阴阳，使人体功能活动保持相对的平衡。当人体发生疾病时，出现气血不和及阴阳偏胜偏衰的证候，可运用针灸等治法激发经络的调节作用，以"泻其有余，补其不足，阴阳平复"（《灵枢·刺节真邪》）。实验证明，针刺有关经络的穴位，对各脏腑有调节作用，即原来亢进的可得到抑制，原来抑制的得以兴奋。

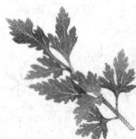

第六章 病 因

病因，是破坏人体阴阳相对平衡状态而导致疾病发生的原因。

病因学说，是研究各种病因的概念、形成、性质、致病特点及其所致病证临床表现的学说，是中医学理论体系的重要组成部分。

中医学认为人体是以五脏为中心的整体，各脏腑组织之间以及人体与外界环境之间时刻维持着相对的动态平衡，从而保持着人体正常的生理活动。如果动态平衡因某种原因被破坏，不能自行恢复，人体就会发生疾病。疾病发生的原因主要包括六淫、疠气、七情内伤、饮食失宜、劳逸失度、外伤、诸虫（即寄生虫）、药邪、医过、先天因素，以及痰饮、瘀血、结石等。这些因素在一定条件下都可能使人发生疾病。

中医病因学说的主要特点是辨证求因。中医学认识病因，除了解可能作为致病因素的客观条件外，主要是以病证的临床表现为依据，通过分析病证的症状、体征来推求病因，为治疗用药提供依据的方法，即为"辨证求因"。因此，中医学的病因学说对临床诊断和治疗有重要意义。本章重点介绍六淫、疠气、七情内伤、饮食失宜、劳逸失度，以及痰饮、瘀血、结石等病因。

第一节 六 淫

六淫，又称为"六邪"，是风、寒、暑、湿、燥、火（热）六种外感病邪的统称，是属于外感病的一类致病因素。六气是指风、寒、暑、湿、燥、火六种正常的季节气候变化，是万物生长和人类赖以生存的必要条件。对于健康的人体来说，六气不会导致疾病的发生。

在一定条件下，六气可转为六淫，包括两种情况：一是六气异常变化，即六气太过或不及，非其时而有其气，以及当令气候变化过于急骤，超过人体适应能力，成为外感致病因素；二是人体正气不足，抵抗力下降，不能适应正常气候变化，六气即转为六淫。

一、六淫共同的致病特征

（一）外感性

六淫邪气多从肌表、口鼻而入，或两者同时受邪，故称"外感病"。如感冒病证。

（二）季节性

六淫致病常多有明显的季节性，又称"时令性"。如春季多风病，夏季多暑热之病。

（三）地区性

六淫致病常与居住地区、工作环境密切相关，又称"地域性"。如久居潮湿环境多得湿病，高温环境工作多患火热燥病。

（四）相兼性

六淫邪气既可单独侵犯人体致病，也可两种以上兼夹同时侵犯人体而致病，又称"杂合性"。如现今所谓风湿性关节炎、风湿性心脏病等。

（五）转化性

六淫所致病证在一定的条件下，其证候可发生转化。如因人的体质不同或在机体的反应性不同，寒邪入里可以化热。

六淫致病，除气候因素外，还包括了生物（细菌、病毒等）、物理、化学等多种致病因素作用于机体所引起的病理反应在内。

二、六淫各自的性质和致病特征

（一）风邪的性质和致病特点

致病具有善动不居、轻扬开泄等致病特性的外邪，称为风邪。风邪侵入多从皮毛而入，引起外风病证。

1. 风为阳邪，其性开泄，易袭阳位

风性轻扬开泄属阳，易致上部和肌表疾病。病位在上则头痛、鼻塞、咽痒等；病位在表，则恶风、发热、汗出等。

2. 风性善行而数变

善行指病位游走不定，如行痹之四肢关节疼痛，游走不定。数变指症状变化多端，如风疹块之皮疹时隐时现，此起彼伏。

3. 风性主动

风邪致病具有动摇不定的特征，如眩晕、震颤、四肢抽搐、牙关紧闭等。

4. 风为百病之长

四季皆有风邪，以春季为多，多兼他邪伤人，风邪袭人，致病最多。所以临床上治疗风邪多用祛风药配合散寒、祛湿、止痉等药物，如牵正散。

（二）寒邪的性质和致病特点

致病具有寒冷、凝结、收引等致病特性的外邪，称为寒邪。寒邪袭人所致的病证，称为外寒病证。其中，寒客肌表、郁遏卫阳者，称为"伤寒"；寒邪直中于里、伤及脏腑阳气者，称为"中寒"。

1. 寒为阴邪，易伤阳气

寒邪易伤人体阳气，以脾、肾之阳为主。如寒遏卫阳，则出现恶寒、发热、无汗、鼻塞流涕等症；寒中脾胃，则脘腹冷痛、呕吐、腹泻；寒中少阴，则出现恶寒肢冷、下利清谷、小便清长、精神萎靡、脉微细等症。

2. 寒性凝滞而主痛

寒邪使机体的脏腑、经络组织之气滞涩不通，不通则痛。寒客肌表经络，头身肢体关节疼痛，如寒痹、痛痹等病；寒中胃肠，脘腹剧痛；寒客肝脉，少腹或阴部冷痛。

3. 寒性收引

寒邪使气机收敛，筋脉挛急。寒邪侵表，见恶寒、发热、无汗等；寒客血脉，见头身疼痛、脉紧；寒客经络关节，见挛急作痛、屈伸不利。故临床上，常用散寒温里药来治疗，如温经汤、良附丸等。

（三）暑邪的性质和致病特点

夏至以后，立秋以前，具有炎热、升散等致病特性的外邪，称为暑邪。暑邪致病有明显的季节性，暑邪纯属外邪，无"内暑"之说。暑邪致病有伤暑和中暑之别。

1. 暑为阳邪，其性炎热

暑为阳，性炎热，常引起阳热证，见高热、烦渴、面红、脉洪大等。

2. 暑性升散，扰神伤津耗气

暑邪升散，易上犯头目，见头昏、目眩；易上扰心神，则突然昏倒、不省人事；暑邪易伤津耗气，则见多汗、口渴多饮、气短乏力。

3. 暑多挟湿

暑季人们多贪凉饮冷，加上雨季地湿蒸腾，故暑邪伤人常夹湿邪。暑热证则见发热、烦渴等；湿阻证则见身热不扬、四肢困倦、胸闷呕恶、大便溏泄不爽等。临床治疗以上症状常用清热祛暑药，并配伍养阴生津、益气之药，效果较好，如藿香正气水。

（四）湿邪的性质和致病特点

凡具有重浊、黏滞、趋下等致病特性的外邪，称为湿邪。由气候潮湿、涉水淋雨、居处潮湿侵入所致的病证，称为外湿病证。

1. 湿为阴邪，易损伤阳气，阻遏气机

湿性属水，故为阴邪；湿留脏腑经络，阻遏气机，若湿邪困脾，则见泄泻、水肿、尿少等表现；若湿阻胸膈，则见胸膈满闷；若湿阻中焦，则见脘痞腹胀，食欲减退；若湿阻下焦，则见小腹胀满，小便淋涩不畅。

2. 湿性重浊

重，指症状具有沉重感，常见头重如裹，四肢沉重，如湿痹或着痹等。浊，指分泌物和排泄物秽浊不清，表现为小便混浊、大便溏泻、下痢黏液脓血、面垢眵多等。

3. 湿性黏滞

湿性黏滞主要表现为两个方面：一是症状的黏滞性，排泄物及分泌物多滞涩不畅，如痢疾大便排泄不爽，淋证小便滞涩不畅；二是病程的缠绵性，指湿邪为病的病势缠绵，病程长或反复发作，如湿温、湿疹、湿痹等反复发作，缠绵难愈。

4. 湿性趋下，易袭阴位

湿邪为病常伤及人体下部，如淋浊、带下、泄泻、痢疾、下肢水肿、下肢溃疡等病。所以临床常用祛湿、燥湿药来治疗湿病，如方剂藿香正气散、茵陈蒿汤等。

（五）燥邪的性质和致病特点

凡具有干燥、收敛等致病特性的外邪，称为燥邪。燥邪伤人，首犯肺卫，发为外燥病证，有温燥（发于初秋）和凉燥（发于深秋）之分。

1. 燥性干涩，易伤津液

燥邪为病，出现各种干燥、涩滞的症状。如口鼻干燥、咽干口渴、皮肤干涩皲裂、毛发不荣、尿少便干等症状。

2. 燥易伤肺

燥邪影响肺之宣降，损伤肺阴，出现干咳少痰，或痰黏难咯，或痰中带血，甚则喘息胸痛等。所以临床常用清燥润燥之品治疗，如杏苏散、桑杏汤等。

（六）火邪的性质和致病特点

凡具有炎热、升腾等致病特性的外邪，称为火热之邪。火热之邪侵入所致的病证，称为外感火热证。火热邪皆为阳盛，都属外感邪气，致病相同。热邪致病多表现为全身性弥漫性发热征象，火邪致病多表现为某些局部症状。如肌肤局部红肿热痛，或口舌生疮，目赤肿痛等。

1. 火热为阳邪，其性燔灼趋上

火热阳盛则发为实热性病证，如恶热、烦渴、汗出、脉洪数等。火性趋上，易侵害人体上部，尤以头面部多见，如目赤肿痛、咽喉肿痛、口舌生疮、牙龈肿痛、耳内肿痛或流脓等。

2. 火热易扰心神

火扰乱心神，出现心烦、失眠，甚至狂躁不安、神昏谵语等。

3. 火热易伤津耗气

热淫于内，迫津外泄，气随津脱；或热盛耗津，直接伤阴。津伤阴亏，可见口渴喜冷饮、咽干舌燥、小便短赤、大便秘结。气随津脱，可见体倦乏力、少气懒言。

4. 火热易生风动血

热极生风，使肝风内动，则出现高热神昏、四肢抽搐、两目上视、角弓反张等。热入血脉，迫血妄行，则出现各种出血证。

5. 火邪易致疮痈

火热聚于局部，热胜肉腐则为脓。临床辨证时，凡疮痈局部红肿热痛多为火热之邪所致。临床上常用清热药来治疗，并适当配伍解毒、益气养阴等药，效果更好，如五味消毒饮、龙胆泻肝汤等。

第二节 疠 气

疠气，是一类具有强烈致病性和传染性的外感病邪，又有"瘟疫"之称。

疠气致病具有发病急骤、症状相似、病情严重、传染性强、易于流行的特点。治疗上，常使用清热解毒的药物。

疠气常通过空气、饮食、接触等途径传播，多从口、鼻侵入人体。所以应控制疫疠之气的传播，切断传播途径。

影响疠气产生的因素有气候、环境与饮食因素、预防措施不当、社会因素等，只有去除各种因素的影响，做好卫生防疫工作采取积极有效的预防治疗措施，才能防止疫疠的发生与流行。

第三节　七 情 内 伤

一、七情的基本概念

七情，是指喜、怒、忧、思、悲、恐、惊七种正常的情志活动，是人体的生理和心理活动对内外界环境变化产生的情志反应，属人人皆有的情绪变化，一般情况下不会导致或诱发疾病。

七情内伤，是指喜、怒、忧、思、悲、恐、惊七种情志活动超过了人体的生理调节范围，引起七情的异常变化，使机体的脏腑组织器官的功能紊乱而导致疾病的发生。七情异常变化有两种情况：一是突然而强烈的情志刺激；二是长期而持久的情志刺激。

五脏精气是情志活动产生的物质基础。"人有五脏化五气，以生喜、怒、悲、忧、恐。"五志分属于五脏，其中心与肝在情志活动的产生和变化中发挥着更为重要的作用，五脏病变必然出现情志的异常变化。

二、七情内伤的致病特点

（一）直接伤及内脏

七情首先损伤相应之脏，怒伤肝，思伤脾，恐伤肾，喜伤心，忧伤肺。其次，七情首先影响心神，如心悸不安，失眠多梦，或精神恍惚，甚或狂躁妄动等。再次，数情交织，多损伤心、肝、脾。如伤肝，可见精神抑郁，或烦躁易怒、胸胁疼痛，或咽中如物梗阻，或妇女月经不调、乳房胀痛结块等。伤脾，可见食欲不振、脘腹胀满、便溏腹泻等。

（二）影响脏腑气机

怒则气上，则见愤怒使气血上冲，可见面红目赤，或晕厥等；喜则气缓，则见暴喜使心气涣散，神不守舍，可见注意力不集中，甚至狂乱；悲则气消，则见过度悲忧、精神萎靡、气短乏力；恐则气下，过度惊恐使肾气不固，可见二便失禁、遗精等；惊则气乱，则见突然受惊使心神无所倚归，惊慌失措；思则气结，则见过度思虑使脾气郁结而失健运，可见纳少、脘胀、便溏等。

另外，情志波动影响病情的变化，一是有利于疾病康复，二是诱发疾病发作或加重病情。

第四节 饮食失宜

饮食是人体摄取食物转化为水谷精微，成为维持机体生命活动的物质基础。

一、饮食不节

饮食不节包括过饥、过饱和饥饱失常，均可影响身体健康，导致疾病的发生。

（一）过饥

长期摄食不足，气血生化减少，可致脏腑功能减退；正气不足，易致外致入侵。故临床常表现为脏腑失养功能减退，全身虚弱，乏力，抵抗力减退，易感，或胃痛不适等症。

（二）过饱

超过脾胃的消化吸收功能，导致脾失健运。轻者，饮食积滞，脘腹胀痛，嗳腐吞酸，呕吐泄泻；重者，脾胃久伤，营养过剩，出现消渴、肥胖、痔疮等。此外，可致疾病复发、小儿疳积等。

（三）饥饱失常

饥饱失常导致脾胃损伤，或疾病复发，常表现为脘腹疼痛、腹泻便溏等。

二、饮食不洁

饮食不洁指进食不洁净的食物而导致疾病的发生，多以胃肠病为主。常见腹泻、痢疾、各种寄生虫病、食物中毒等病，表现为胃脘痛、吐泻，或痢疾，或剧烈腹痛等。

三、饮食偏嗜

饮食偏嗜包括寒热、食类和五味偏嗜。

（一）寒热偏嗜

偏嗜生冷，寒湿内生；偏嗜辛热，肠胃积热；嗜酒成癖，聚湿生痰。

（二）五味偏嗜

既可引起本脏功能失调，也可致脏腑间平衡关系而出现他脏病变。如嗜食肥甘厚腻，可致眩晕，或生疮疡等。

（三）食类偏嗜

专食或厌食某类食物，久之导致某些疾病，如瘿瘤、佝偻、夜盲等。临床对饮食所伤所致的病证常用消食化积、健脾和胃等方法治疗。

第五节 劳逸失度

劳逸，即劳倦和安逸，过劳或过逸都会导致疾病的发生。

一、过劳

过劳包括劳力过度、劳神过度和房劳过度。

（一）劳力过度

过劳则气耗，尤易耗伤脾肺之气，常表现少气懒言、体倦神疲、喘息汗出等。劳伤筋骨，形体组织损伤，积劳成疾，如腰腿痛等。

（二）劳神过度

劳神过度指脑力劳动过度，耗伤心血，见心悸、健忘、失眠、多梦等；

损伤脾气，见纳少、腹胀、便溏、消瘦等。

（三）房劳过度

房劳过度指性生活不节制，则耗伤肾精肾气，出现腰膝酸软、眩晕耳鸣、性功能减退、早衰等。

二、过逸

过度安逸长期不劳动也不参加体育锻炼，使阳气不振，正气虚弱，抵抗力下降，常表现为食少、胸闷、腹胀、肢困、肌肉软弱，或形体虚胖等；久则形成血瘀、水湿，痰饮内生，或健忘失眠等。

第六节　病理产物

病理产物是在疾病过程中由于脏腑精、气血、津液功能失调而形成，又是新的病证发生的病因，又称为继发病因。可分为痰饮、瘀血和结石三大类。

一、痰饮

（一）痰饮的形式

痰饮是人体水液代谢障碍所形成的病理产物。较稠浊的称为痰，清稀的称为饮。痰有两类，视之可见，闻之有声，如咳嗽吐痰、喉中痰鸣、痰核，为有形之痰；只见其症，不见其形，如眩晕、癫狂，为无形之痰。根据停留的部位不同，分为痰饮（停留于肠胃）、悬饮（停留于胸胁）、支饮（停留于胸膈）、溢饮（停留于肌肤四肢）。

痰饮形成多为外感六淫、七情内伤、饮食劳逸等因素所致，使肺、脾、肾等脏腑的功能失调，以致水液代谢障碍，水液停聚而形成。

（二）痰饮致病特点

1. 痰的致病特点

痰多随气升降流行，内至脏腑，外至皮毛筋骨，故病证多端。若阻滞气血运行，流于经络见肢麻，甚半身不遂，或成瘰疬、痰核等；影响水液代谢，导致水肿尿少或痰饮等；蒙蔽心神导致眩晕、神昏谵妄、癫痫等。因其致病广泛，变幻多端，故有"百病皆有痰作祟"之说。

2. 饮的致病特点

痰饮则腹满食少，肠鸣沥沥有声；悬饮则胸胁胀满，咳唾引痛；支饮则胸闷、咳喘，不能平卧；溢饮则肢体肌肤水肿，身体困重。

因痰饮的病机相同，在临床上常用祛痰化饮等方法治疗，如五苓散、真武汤等。

二、瘀血

（一）瘀血的形成

瘀血指经脉内血液运行不畅停滞所形成的病理产物，包括离经之血和在经之血。多因外伤、血热、气虚、气滞、血寒等导致血离脉道或血行不畅，阻滞于脉道、脏腑而引起瘀血。

（二）瘀血致病的临床表现

1. 疼痛 刺痛拒按，固定不移，昼轻夜重。

2. 肿块 皮肤青紫肿胀，深部则为肿块质硬拒按。

3. 出血 血色紫暗，夹有血块。

4. 紫绀失荣 面色黧黑，肌肤甲错，唇甲青紫，舌紫暗，有瘀斑或瘀点，脉弦细或结代等。

在临床治疗瘀血病证时，常用活血化瘀的方法，如用血府逐瘀汤治疗瘀血证。

三、结石

结石指体内某些部位形成并停滞为病的砂石样病理产物或结块。因饮食不当、情志内伤、寄生虫感染、服药不当、体质差异等所致。

结石多发于空腔脏器，如肝胆、胃、肾和膀胱等脏腑。其致病易阻气机，损伤脉络；梗阻通道，导致疼痛；病程较长，轻重不一。

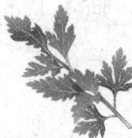

第七章　发病与病机

第一节　发　病

发病，是指疾病的发生，即机体处于病邪的损害和正气抗损害之间的矛盾斗争过程。发病的基本原理在于正邪相搏。正气不足是发病的内在因素，邪气是发病的重要条件，正邪相搏的胜负决定是否发病。

影响发病的因素虽然很多，但可归纳为环境因素、体质因素和精神状态三个方面。此外，遗传因素对发病也有一定影响。

第二节　基本病机

基本病机是指机体在致病因素作用下所产生的基本病理反应，是疾病发生后疾病本质变化的一般规律。主要包括邪正盛衰、阴阳失调、气血失常、浸液失常以及"内生五邪"等。

一、邪正盛衰

邪正盛衰，是指在疾病过程中，邪正之间相互斗争，双方在力量对比上所发生的消长盛衰变化。

（一）虚实病机

虚实病机包括邪气盛则实和精气夺则虚两个方面。

1. 邪气盛则实

实，是指邪气亢盛而正气未衰，以邪气盛为矛盾主要方面的一种病理状态，引起的病证为实证。特点为正邪斗争比较激烈，病理反映比较剧烈、亢盛、有余的证候。常见于外感六淫和疠气致病的初、中期，或痰、食、血、水滞留体内的内伤病。如痰涎壅盛、食积不化、水湿泛滥、气滞血瘀等病变，或实热炽盛的病证。实证多见于体质较壮实的患者。临床上常用祛实、化积、利水等方法治疗，如大承气汤类、麻黄汤等。

2. 精气夺则虚

虚，是指正气虚弱而邪气不盛（或邪气已祛除而正虚未复），以正气虚损为矛盾主要方面的一种病理状态，引起的病证为虚证。因机体抗病力低下，正邪斗争不剧烈而表现出的一系列虚弱、衰退和不足的证候。由于素体虚弱、禀赋不足的病人，或外感病的后期，或各种慢性病证，或大汗、大吐、大泻、大出血等使正气亡脱之后，导致气血、津液、阴阳耗伤；气化功能减退，精气血津液生化不足；或气化功能亢奋，但消耗精微过多，如神疲体倦、气短、面色无华、自汗、盗汗、二便失禁、五心烦热、畏寒肢冷、脉虚无力等。临床上，常用补益的方法治疗，如四君子汤、四物汤等。

（二）虚实变化

虚实变化有虚实错杂、虚实转化两个方面。

1. 虚实错杂

虚实错杂是指在疾病过程中，邪盛和正虚同时存在的病理状态。由于邪盛正伤或疾病失治误治使病邪久留，损伤正气；因虚体受邪，正气无力驱邪外出；本已正虚，又兼内生水湿、痰饮、瘀血等病理产物凝结阻滞等所致。

常见有两个类型：一是虚中夹实，指病理变化以正虚为主，又兼夹实邪为患的病理状态。例如脾气不足、运化无权之湿滞中焦的水肿证，临床治疗用健脾利湿法，用归脾汤加减。二是实中夹虚，指病理变化以邪实为主，又兼有正气虚损的病理状态。例如邪热炽盛灼津，致气阴两伤，临床治疗用泄热养阴法，用竹叶石膏汤加减。

2. 虚实转化

虚实转化指在疾病过程中，由于邪气伤正，或正虚而邪气积聚，发生病机性质由实转虚或因虚致实的变化。因各种原因使病机发生性质的变化。

常见有两个类型：一是由实转虚，指实邪久留而损伤正气的病理转化过程。在治疗上应以扶正为主，兼以祛邪。二是因虚致实，正气不足而致实邪积聚的病理转化过程。在治疗上应以祛邪为主，兼以扶正。临床上，因病变多样，应注意虚实真假的鉴别，为治疗提供依据。

二、阴阳失调

阴阳失调是指在疾病的发生、发展过程中，由于各种致病因素的影响，导致机体的阴阳双方失去相对的平衡协调而出现的阴阳偏胜、偏衰、互损、格拒、亡失等一系列病理变化。阴阳失调是机体各种病变的最基本病机，又是脏腑、经络、营卫等相互关系失调及气机升降出入运动失常的概括。

（一）阴阳偏胜

包括阳偏胜和阴偏胜两个方面，是指人体阴、阳二气中的某一方的病理性亢盛状态，属于"邪气盛则实"的实性病机。

1. 阳偏胜

阳偏胜指机体在疾病过程中所出现的一种阳气病理性偏盛，功能实性亢奋，机体反应性增强，热量过剩的病理状态。多因感受温热阳邪，或感阴邪从阳化热，或五志过极化火，或气滞、血瘀、食积郁而化热等导致阳热亢盛。一般多表现为阳盛而阴未虚（或虚亏不甚）的实热病证，以"热、动、燥、赤"为特征，具体表现为壮热、面红、目赤、口渴、便干、苔黄、脉数、心烦、躁扰等。

阳热亢盛，势必耗伤阴液，日久使人体阴津耗损，引起实热兼阴亏病证（阳胜则阴病），以实为主而阴虚为次，治疗应该以清热泻火为主，以养阴生津为辅，如增液承气汤等。病程久之由实转虚而致虚热病证，治疗以养阴清热为法，如当归六黄汤等。

2. 阴偏胜

阴偏胜指机体在疾病过程中所出现的一种阴气病理性偏盛，功能抑制、热量耗伤过多，病理性代谢产物积聚的病理状态。多由于感受寒湿阴邪，或过食生冷，寒邪中阻，阳不制阴而致阴寒内盛。一般多表现为阴寒偏盛而阳气未虚（或虚损不甚）的实寒病证，以"寒、静、湿、痛、白"为特征，具体表现为恶寒、喜暖、肢体冷痛、水肿、泄泻、痰液清冷色白、舌淡、脉迟、蜷卧等。

阴寒长期偏盛，会导致不同程度的阳气受损而出现面色苍白、小便清长等寒盛伤阳的表现，即所谓"阴胜则阳病"，以实寒为主而阳虚为次，治疗应该以温经散寒为主，养阳为辅，如温脾汤等。病程久之由实转虚而致虚寒证，治疗以温阳祛寒为法，如理中丸等。

（二）阴阳偏衰

包括阳偏衰和阴偏衰两个方面，是指人体阴、阳二气中某一方虚衰不足的病理状态，属于"精气夺则虚"的虚性病机。

1. 阳偏衰

阳偏衰指机体阳气虚损，机体衰退或衰弱，代谢缓慢，产热不足的病理状态。因素体阳虚；或后天失养，阳气生化不足；或劳倦内伤、久病等，损伤阳气导致机体阳气虚损，尤以脾肾阳虚为主，其中以肾阳虚衰最为重要。一般多表现为机体阳气不足，阳不制阴，阴气相对偏亢的虚寒证。

临床表现有二：一是温煦作用减退的寒象，如畏寒肢冷、脘腹冷痛、面色㿠白、舌淡脉迟等；二是温养兴奋不足的虚象，如神疲乏力、小便清长、下利清谷等。临床应用补阳散寒的方法治疗，如附子理中丸等。

2. 阴偏衰

阴偏衰指机体阴气不足，阴不制阳，导致阳气相对偏盛，功能虚性亢奋的病理状态。多感受阳邪伤阴，或五志过极化火伤阴，或久病等耗伤阴气导致五脏皆可发生阴虚内热证，以肺、肝、肾为主，尤以肾阴亏虚最为重要。一般多表现为阴气不足、阳气相对亢盛的虚热证。

临床表现为骨蒸潮热、盗汗、五心烦热、颧红升火、消瘦、咽干口燥、舌红少津、脉细数、口舌生疮、痈肿等。临床应用滋阴清热的方法治疗，如六味地黄丸、大补阴丸等。

（三）阴阳互损

阴阳互损指在阴或阳任何一方虚损的前提下，病变发展影响到相对的一方，形成阴阳两虚的病机，包括阴损及阳和阳损及阴。

由于阴阳互为根本，故阴或阳之间可以发生互损。由于肾阴阳为人体阴阳之本，均以肾中精气为基础，故无论阴虚或阳虚，多累及肾阴或肾阳，及肾本身阴阳失调时，才易发生阴阳互损。

阴阳互损导致的阴阳两虚，并非阴阳处于低水平的平衡状态，而是有偏于阴虚或阳虚的不同。

1. 阴损及阳

阴虚到相当程度，累及阳气生化不足，导致以阴虚为主的阴阳两虚证。如肝阳上亢，病机为阴虚不能制阳，继而损及肾阳，出现畏寒肢冷、面白灰暗、脉沉细等阴阳两虚证。

2. 阳损及阴

阳虚较重，无阳则阴无以生，导致阴虚，形成阳虚为主的阴阳两虚证。如肾阳不足，气化失司之水肿，继而发展为烦躁升火、抽搐等阴虚症状，形成阴阳两虚证。

因此治疗阴阳两虚证时，应阴阳双补，如金匮肾气丸等。

三、气血失常

气血失常概括了气与血的亏损不足、运行失常、生理功能异常及气血关系失调的病理变化。气血为人体脏腑组织器官功能活动的物质基础，气血病变必然会影响人体各项生理功能而导致疾病发生。

（一）气的失常

气的失常主要包括两个方面：一是气的生成不足或耗损太多而成气虚；二是气的运行失常而形成气滞、气逆、气陷、气闭和气脱等气机失调的病理状态。

1. 气虚

气虚是指一身之气不足，导致脏腑组织功能减退，抗病能力下降的病理状态。因先天禀赋不足，或后天失养，或肺、脾胃、肾的功能失调（尤其是脾胃功能失调）等，致气的生成不足；或因劳倦内伤，久病不复等，导致气的耗损太过而形成气虚。

气虚的病理表现涉及全身各个方面，因不同之气功能也不相同，故表现也复杂多样。临床主要以少气懒言、神疲乏力、舌淡、脉虚为特点。所以临床上对于气虚的患者常采用益气养血的治疗方法，如用四君子汤、归脾汤等。

2. 气机失调

（1）气滞：指机体局部气的流通不畅、郁滞不通的病理状态。多因情志抑郁，痰、湿、食积、热郁、瘀血等阻滞，脏腑功能失调，外邪入侵，阻遏气机，气虚推动无力而致气滞。临床上以闷、胀、疼痛为共同的基本症状。脏腑病位以肺、肝、脾胃为多见。治疗应以理气行滞为法，如柴胡疏肝散等。

（2）气逆：指气的上升太过，或下降不及，以脏腑之气逆上为特征的病理状态。多由于情志所伤（尤其是暴怒），或因饮食不当，或因外邪侵犯，或因痰浊壅阻所致，亦有因虚而致气逆者。脏腑病位最常见于肺、胃和肝等脏腑。常见恶心呕吐，或嗳气，或头胀痛、面红目赤、易怒等表现。临床应以降气止逆为法治疗，如丁香柿蒂散、苏子降气汤等。

（3）气陷：指气的上升不足或下降太过，以气虚、升举无力而下陷为特征的病理状态。多由气虚病变发展而来，尤其与脾气不升的关系最为密切，由脾气虚损、清阳不升，或中气下陷所导致。临床表现为头晕、眼花、耳鸣、面色萎黄，胃、肾、子宫、肛门位置相对下移，少腹胀坠，便意频频兼疲乏无力、气短声低、面色不华等。因此临床上常采用益气升阳法治疗，如补中益气汤等。

（4）气脱：指气不内守，大量亡失，以致功能突然衰竭的病理状态。因正不敌邪而骤伤，或慢性长期消耗，汗、吐、下太过，大出血，以致气随津血外脱，气不内守，使气的功能突然极度衰竭而致气脱。临床表现为面色苍白、汗出不止、目闭口开、全身软瘫、手撒、二便失禁、脉微欲绝等危重征象。故临床要紧急救助，常用益气固脱法治疗，如独参汤等。

（5）气闭：指气机闭阻，外出严重障碍，以致清窍闭塞，出现昏厥的一种病理状态。多由情志抑郁，或外邪、痰浊阻滞等闭阻气机，使气不得外出而闭塞清窍所致。临床以突然昏倒、不省人事为特点。可见闭厥、气厥、痛厥，一般多可自行缓解，但也有因气闭不得恢复而导致死亡的。除了昏厥以外，因引起气闭的原因不同而伴有相应的症状，如四肢逆冷、牙关紧闭、面青唇紫、二便不通等。故而临床常用开窍法来治疗，如安宫牛黄丸、至宝丹等。

（二）血的失常

血的失常主要表现在两个方面：一为血的生化不足或耗伤太过，血的濡养功能减退，形成血虚；二是血的循行失常，出现的血瘀、出血等病理变化。

1. 血虚

血虚指血液不足，血的濡养功能减退的病理状态。因血的生成不足，如脾胃虚弱，或营养不足，或血的化生障碍；血的耗损太过，如失血过多，或久病不愈，慢性消耗等所致。临床表现为疲乏无力，头晕眼花，动则气短心悸，面淡白，唇、舌、爪甲淡白无华，皮肤干燥，毛发枯槁，手足麻木，肢节屈伸不利，心悸怔忡，多梦失眠，健忘，甚则痴呆。治疗常用补血之法，方用四物汤等。

2. 血运失常

血运失常包括血瘀和出血等病理变化。

（1）血瘀：在前一节病因中的叙述。在治疗上，应活血化瘀，如血府逐瘀汤等。

（2）出血：指血液溢出脉外的病理状态。主要因血热、气虚、外伤及瘀血内阻等所致。临床常表现为各种出血病症，所以应根据引起出血的原因来治疗。若因气虚而引起则应用益气摄血法治疗，如归脾汤等；若因血热而引起则应清热止血，如犀角地黄汤、清热凉血汤等。

四、津液代谢失常

（一）津液不足

津液不足是指津液在数量上的亏少，导致脏腑、孔窍、皮毛等失于滋润、濡养，从而产生一系列干燥枯涩症状的病理状态。多因外感热邪，阴虚内热，气郁日久化火，严重汗、吐、下，或大面积烧伤，或久病体弱，生成不足所致。由于津和液不同，故又有伤津、脱液的区别。

伤津主要是丧失水分，轻者目眶内陷、尿少、口干欲饮、便干、皮肤弹性差等，甚则目眶深陷、啼哭无泪、无尿，重则面色苍白、四肢不温、脉微欲绝等。

脱液见于严重热病后期、恶性肿瘤晚期、大面积烧伤，表现为形瘦肉脱、肌肤毛发枯槁，或手足震颤、肌肉瞤动、唇裂、舌红少苔或光红无苔等。

临床表现虽有不同，但治法是一致的，可用生津增液法，如增液汤、养阴润燥汤等。

（二）津液输布及排泄障碍

由于肺、脾、肾、肝及三焦的功能失调导致津液输布、排泄障碍而致津液停滞、内生痰饮水湿等病理产物。临床常表现为胸满咳嗽、喘促不能平卧、心悸、心痛、头昏困倦、腹胀、纳呆等。

五、津液气血关系失调

（一）气滞血瘀

气滞血瘀是指因气的运行郁滞不畅而致血行障碍，以致气滞和血瘀并存的病理状态。大多由于情志内伤、抑郁不遂，或闪挫外伤伤及气血而致。因肝主疏泄、调气机，故气滞血瘀与肝失疏泄密切相关。临床常表现为胸胁胀满疼痛，瘀斑，癥瘕，或心悸、胸痹、唇舌青紫等。在治疗时应用行气活血化瘀之法，如血府逐瘀汤之类。

（二）气虚血瘀

气虚血瘀指气虚而动血无力，血行不畅瘀阻，气虚与血瘀并存的病理状态。多是因为心气虚运血无力则全身血瘀；或年高气虚或气暴虚则血行无力所致。临床常以气虚和血瘀的证候表现为主，如少气懒言、惊悸怔忡、喘促、水肿，肢体瘫软不用，甚或萎缩。治疗常以益气活血化瘀为法，如补阳还五汤等。

（三）气不摄血

气不摄血指气虚统摄血液的生理功能减弱，血不循经脉，逸出脉外而致各种出血的病理状态。临床多因脾气虚统血无权，或肝肾气虚、肺胃气虚等统血功能减弱所致。临床上常表现为各种出血症状，同时伴气虚的表现。所以在治疗时应以补气摄血为法，如用归脾汤等。

（四）气随血脱

气随血脱指大量出血的同时，气随血液的突然流失而耗散，形成气血并脱的危重病理状态。大多是由于外伤出血、呕血、妇女崩中或产后大出血等大量出血的同时，气随之散失所致。临床表现多以精神萎靡、眩晕或晕厥、大汗淋漓、四肢厥冷或有抽搐，或有口干，脉芤或微细为主，治疗以益气固脱为主，用参附汤等。

（五）气血两虚

气血两虚指气虚和血虚同时存在的病理状态。临床多因久病耗伤，或因失血、气随血耗，或气虚血无以生化所致。临床上，气虚和血虚的表现同时存在，如面色淡白或萎黄、少气懒言、乏力、心悸、失眠、肌肤干燥、肢体麻木等。治疗以益气养血为法，用归脾汤等。

（六）津枯血燥

津枯血燥指高热、烧伤、阴虚劳热致津液亏乏或枯竭的病理状态。多因高热、烧伤、阴虚劳热所致。临床表现有二：一是血燥虚热内生而心烦，鼻咽干燥，口渴喜饮，消瘦，尿少；二是血燥生风而皮肤干燥、瘙痒、落屑等。治疗以养阴润燥为主，如大补阴丸等。

六、内生"五邪"

内生"五邪"指在疾病的发展过程中，由于气血、津液及脏腑生理功能失常所产生的与风、寒、湿、燥、火等六淫外邪致病相类似的五种病理变化。包括内风、内寒、内湿、内燥和内火（内热），属于病机的范畴。

（一）风气内动（内风）

风气内动，又称"肝风内动"，是指在疾病发展过程中，主要因为阳盛，或阴虚不能制阳，导致阳升无制，出现眩晕、抽搐、震颤等类似风动症状的病理状态，因体内阳气亢逆变动所致。

主要包括四种类型，即肝阳化风、热极生风、阴虚风动、血虚生风。

1. 肝阳化风

多由于情志所伤，或操劳过度，耗伤肝肾之阴，阴虚不能制阳，肝阳升动无制而化风。所以临床表现为在肝阳上亢症状的基础上，出现"动风"症状，轻者可见筋惕肉𥆧、肢麻震颤、眩晕欲仆，甚至口眼歪斜、半身不遂；重者则因血随气升而猝然厥仆。治疗常用镇肝熄风汤等。

2. 热极生风

由于火热邪气侵犯人体，燔灼肝经，使肝阳亢奋，升动无制而化风，并因火热邪气劫耗肝经津血，使筋脉失养而痉挛。所以临床表现为四肢抽搐、两目上视、颈项强直，甚至角弓反张，并伴有高热、神昏、谵语等症状。治疗常用羚角钩藤汤等。

3. 阴虚风动

多见于热病后期，阴气大量亏损；或由于汗、吐、下以后，或由于久病耗伤，使阴气亏虚。故临床表现为筋挛肉𥆧，手足蠕动，或口角颤动，并伴有低热起伏（以夜间为甚）、舌光红少津、脉细数无力等症状。治疗常用滋阴清热、息风止痉为法，如天麻钩藤饮、镇肝熄风汤。

4. 血虚生风

多由于血液的生成不足，或耗损太过所致。临床常表现为肢体麻木，筋肉跳动，甚至手足拘挛不伸，并伴有"贫血外观"、两目干涩、视物昏花，妇女月经量少、色淡、质清稀，月经后期，或闭经等肝血虚证候，用养血息风汤治疗。

（二）寒从中生（内寒）

内寒指机体阳气虚衰，温煦、气化功能减退，虚寒内生，或阴寒之气弥漫的病理状态。主要与脾肾阳虚有关，尤以肾阳虚衰为主。临床表现可参见"阴阳失调"中的"阳偏衰"。治疗常以补阳散寒为法，如金匮肾气丸。

（三）湿浊内生（内湿）

内湿指由于脾气运化水液功能障碍而引起湿浊蓄积停滞的病理状态。多因过食肥甘，嗜好烟酒，恣食生冷，内伤脾胃，致使脾失健运，不能为胃行其津液，或素体肥胖，情志抑郁，气机不利，津液输布障碍，聚而成湿所致。脾的运化失职是湿浊内生的关键，与肾也有密切关系。临床表现因湿邪阻滞部位的不同而异。如湿犯上焦，则胸闷咳嗽；湿阻中焦，则腹胀、食欲不振、口甜腻、舌苔厚腻。治疗以健脾祛湿为主。

（四）津伤化燥（内燥）

内燥指机体津液不足，人体各组织器官和孔窍失其滋润濡养，而出现干燥枯涩症状的病理状态。多由于久病伤津，或大汗、大吐、大下，或亡血、失精等导致津液亏少，以及某些热性病过程中的热盛伤津等所致，病位多在肺、胃及大肠。

临床表现有两个方面：一是干燥枯涩的症状，如肌肤干燥、脱屑、干裂，口燥咽干，舌上无津，甚至龟裂，大便燥结，小便短黄等；二是虚热内生的症状，如五心烦热，舌红少苔，甚至光红无苔，脉细数等。故临床治疗多用滋阴润燥的方法，如增液汤、养阴润肺汤。

（五）火热内生（内火）

内火指由于阳盛有余，或阴虚阳亢，或气血郁滞，或病邪郁结而产生的火热内扰、亢奋的病理状态。

有实火和虚火之分。实火是由于阳气过盛化火、邪郁化火、五志过极化火所致；虚火由于阴气亏虚，导致阳气相对亢盛，虚热虚火内生所致。实火治以清热泻火为法，如黄连解毒汤等；虚火治以滋阴泻火为法，如六味地黄丸、当归六黄汤等。

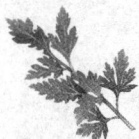

第八章 防治原则

第一节 预防

预防，古称"治未病"，就是采取一定的措施，防止疾病的发生与发展。中医学非常重视预防，早在《黄帝内经》中就载有"治未病"的预防思想。它包括"未病先防"和"既病防变"两个方面。

一、未病先防

未病先防，是指在未病之前，采取各种措施，做好预防工作，以防止疾病的发生。采取措施包括如下。

（一）养生以提高正气，增强抗病能力

1. 顺应自然

人体的生理活动与自然界的变化规律是相适应的。所以只有顺应自然，才能强身健体，减少疾病的发生。

2. 重视情志调护

情绪变化，是人体对外界事物的客观情绪反应。故心情舒畅，精神愉快，减少不良情志刺激，可达到预防疾病的目的。

3. 保精护肾

保精重在保养肾精，护肾精重在节欲，做到房事有节，不妄作劳，使精充气足神旺。

4. 锻炼身体，形神供养

5. 调摄饮食，养护脾胃

6. 针灸、推拿、药物调养

（二）防止病邪侵害，减少疾病的发生

平时讲究卫生，注意四时气候的变化，防止各种意外。注意消毒和隔离，避免传染，以减少疾病的发生。

二、既病防变

既病防变，是指在疾病发生的初始阶段，应做到早期诊断、早期治疗，以防止疾病的发展及传变。

应采取以下两个方面的措施：一是早期诊治，疾病容易治愈；二是防止传变，阻截疾病传播途径，"先安未受邪之地"。

第二节 治 则

治则，是治疗疾病的法则。它是在整体观念和辨证论治理论指导下制定的，用以指导治疗方法的总则，对临床立法、处方、用药、针灸等具有普遍的指导意义。

治法，是在一定治则指导下制订具体的治疗方法及措施。

治法是治则的具体化，从属于治则。临床常遵循的治疗法则主要有治病求本、扶正祛邪、调整阴阳、三因制宜等四个方面。

一、治病求本

治病求本指在治疗疾病时，必须寻找出疾病发生的根本原因，针对其根本原因进行治疗。治病求本是整体观念与辨证论治在临床中的具体运用。临床运用"治病求本"这一法则时，必须正确掌握"治标与治本""正治与反治"两个方面。

（一）治标与治本

"标"与"本"是相对而言的，标本关系常用来概括说明事物的现象与本质。在中医学中常用来概括病变过程中矛盾的主次先后关系。掌握疾病的标本，就能分清主次，抓住治疗的关键，有利于从复杂的疾病中找出其主要矛盾或矛盾的主要方面。治标与治本的临床应用体现在以下三个方面。

1. 急则治标

急则治标指标病急重，如若不先治其标病，就会危及患者生命或影响对本病的整体治疗时，所采取的一种暂时急救措施。例如大出血的病人，应紧急止血以治标。有时标病虽不危急，但若不先治，将影响本病的治疗，也应先治其标病。所以先止血，应益气固脱治疗。

2. 缓则治本

缓则治本指多用在病情缓和、病势迁延、暂无急重病的情况下，着眼于疾病本质的治疗，临床上多见这种情况。例如肺结核之肺肾阴虚的咳嗽，咳嗽为标，阴虚为本，应滋养肺肾之阴以治本，如用百合固金汤治疗。

3. 标本兼治

标本兼治指标本并重或标本均不太急时，当标本兼治，以提高疗效，缩短病程的一种方法。例如气虚病人又复感外邪，气虚不足以战胜外邪，单纯祛邪又恐进一步损伤正气，此时应扶正祛邪，标本同治，如用参苏散标本兼顾，益气解表，而达到标本同治的目的。

（二）正治与反治

1. 正治

正治，又称"逆治"，指逆其疾病的证候性质来治疗的一种治疗原则。"逆"是指采用方药的性质与疾病证候性质相反，适用于疾病的现象与其本质相一致的病证。常见的治法有四种，即寒者热之、热者寒之、虚则补之和实则泻之。

（1）寒者热之：即"以热治寒"，指寒性病证出现寒象，用温热性质的方药治疗。常用方剂如温经汤、少腹逐瘀汤等。

（2）热者寒之：即"以寒治热"，指热性病证出现热象，用寒凉性质的方药治疗。常用方剂如龙胆泻肝汤、黄连解毒汤等。

（3）虚则补之：即"以补治虚"，指虚性病证出现虚象，用有补益作用的方药治疗。常用方剂如四物汤、四君子汤等。

（4）实则泻之：即"以泻治实"，指实性病证出现实象，用有攻逐邪实作用的方药治疗。常用方剂如龙胆泻肝汤、大承气汤等。

2. 反治

反治，又称"从治"，指在病证的临床表现与本质相反的情况下，顺从疾病的假象而治的一种治疗原则。"从"指所采用方药的性质与病证的假象相一致。归根结底，仍是针对疾病本质治疗，适用于疾病的征象与其本质不完全一致的病证。常见的治法有四种，即热因热用、寒因寒用、塞因塞用和通因通用。

（1）热因热用：即"以热治热"，指用热性药物治疗具有假热征象的病证的一种治则，适用于阴盛格阳的真寒假热证。治疗上应温里回阳，引火归原，方剂如通脉四逆汤。

（2）寒因寒用：即"以寒治寒"，指用寒性药物治疗具有假寒征象病证的一种治则，适用于阳盛格阴的真热假寒证。治疗上应清泄里热，疏达阳气，可用大剂白虎汤。

（3）塞因塞用：即"以补开塞"，指用补益药物治疗具有虚性闭塞不通症状的虚证的一种治则，适用于因体质虚弱、脏腑精气功能减退而出现闭塞症状的真虚假实证，如脾虚腹胀痛、津亏便秘、血枯经闭等。治疗上应健脾，养阴，补血，如香砂枳术丸、增液承气汤、资生通脉汤等。

（4）通因通用：即"以通治通"，指用通利的药物治疗具有通泄症状的实证的一种治则，适用于因实邪内阻而出现通泄症状的真实假虚证，如食积腹泻、瘀血崩漏、膀胱湿热之尿频等。治疗上应消食化积、活血化瘀、清热利湿，如枳实导滞丸、桂枝茯苓丸等。

二、扶正祛邪

人体发病是正气与邪气相互斗争的过程，斗争的胜负决定着疾病的进退。所以治疗疾病的一个基本原则，就是扶正祛邪。

（一）扶正

扶正指用补法扶助正气，提高机体抗邪、抗病能力的一种治疗原则，主要用于虚证。根据治则确定的具体方法有益气、滋阴、养血、益阳等，故临床常用实施手段应用补益的药物、食疗、针灸、推拿、气功、功能锻炼等，常用方剂如四君子汤、四物汤、理中丸等。

（二）祛邪

祛邪指用攻法祛除邪气，排除及削弱病邪损害的一种治疗原则，主要用于实证。根据治则确定的具体方法有发汗、涌吐、攻下、清热、活血、消导等，临床常用实施手段应用药物、针灸、火罐或手术等各种疗法，方剂如清热解毒汤、清营汤、麻黄汤等。

扶正祛邪的运用原则：虚证宜扶正，实证宜祛邪；虚实并存时，根据矛盾的主次，决定运用扶正或祛邪的先后，或单以扶正为主，或单以祛邪为主，或先扶正后祛邪，或先祛邪后扶正，或攻补兼施，二者并重。总之，要掌握好"扶正不留邪，祛邪不伤正"的原则。

三、调整阴阳

调整阴阳是指纠正机体阴阳的偏盛偏衰，损其有余，补其不足，恢复阴阳的相对平衡，是临床治疗的根本法则之一。

（一）损其有余

"损其有余"是适用于阴或阳的一方偏盛有余所致的实寒证或实热证的治则，临床可采用"实则泻之"的方法治疗。如阳偏胜而阴未虚的实热证，应采用"热者寒之"的治则，用寒凉药物以清泻其偏盛之阳热。常用方剂如白虎汤、清营汤等。如阴偏胜而阳未虚的实寒证，应采用"寒者热之"的治则，用温热药物以温散其偏盛之阴寒。常用方剂如良附丸、温经汤等。

故在调阴或阳的偏盛时，应注意有无相应的阳或阴偏衰的存在。若已引起相对一方偏衰，应兼顾其不足，配以补阳或益阴之法。

（二）补其不足

"补其不足"是适用于人体阴阳偏衰或阴阳互损所致病证的治则，临床可采用"虚则补之"的方法治疗。其主要内容包括阴阳互制之调补阴阳、阴阳互济之调补阴阳、阴阳双补、回阳救阴三个方面。

1. 阴阳互制之调补阴阳

（1）阴虚、阳气相对亢盛的虚热证，应滋阴以抑阳，又称为"阳病治阴"，即王冰所说"壮水之主，以制阳光"，故治疗应以滋阴清热为法，如六味地黄丸、百合固金丸等。

（2）阳虚、阴气相对亢盛的虚寒证，应扶阳以抑阴，又称为"阴病治阳"，即王冰所说"益火之源，以消阴翳"，故治疗应以补阳散寒为法，如理中丸、小建中汤等。

2. 阴阳互济之调补阴阳

对于阴阳偏衰所致的虚热证及虚寒证的治疗，明代张景岳还根据阴阳互根、互用原理提出了阳中求阴与阴中求阳的治法。

（1）阳中求阴，是指补阴时适当佐以补阳药，使"阴得阳升而泉源不竭"，其适用于虚热证的治疗。常用方剂如左归饮、左归丸等。

（2）阴中求阳，是指补阳时适当佐以补阴药，使"阳得阴助而生化无穷"，其适用于虚寒证的治疗。常用方剂如金匮肾气丸、右归丸等。

3. 阴阳双补

对阴阳互损所致的阴阳两虚证，应分清主次而阴阳双补。阴损及阳是阴虚为主兼阳虚的证候，应滋阴为主，兼补阳；阳损及阴是阳虚为主兼阴虚的证候，应以补阳为主，兼滋阴，如归脾汤等。

四、三因制宜

疾病在发生发展过程中，经常受到季节气候、地理环境和患者自身的情况等因素的影响。所以，在治疗疾病时，要根据犯病时的季节、环境，人的体质、性别和年龄等实际情况，制定出适宜的治疗方法。

（一）因时制宜

因时制宜是指根据不同的季节气候特点以及昼夜晨昏变化来制定治疗用药的原则。因年、月、昼夜晨昏等时间因素，既可影响自然界不同的气候特点，同时对人体的生理活动和病理变化也带来一定影响。此外，人体在不同季节对药物的耐受能力也不一样，所以治疗疾病必须做到因时制宜。临床运用应"用寒远寒，用凉远凉，用温远温，用热远热"。如春夏季节，气温由温渐热，阳气升发，人体腠理开泄。即使患者外感风寒，也不宜过用辛温发散药物以免开泄太过而伤气阴；相反，秋冬季节阴盛阳衰，腠理致密，故当慎用寒凉药物，以防伤阳。

昼夜晨昏变化对人体生理、病理及预后也有影响。如白天阳气升，若肝阳上亢引起的头晕，在用平肝潜阳药时量宜大；入夜阳气降，故平肝潜阳药量宜小。

（二）因地制宜

因地制宜是指根据不同的地理环境特点，来制定治疗用药的原则。因不同的地域、气候、水质等差异，在不同地域长期生活的人，其生活工作环境、生活习惯等各不相同，形成了不同的体质，在患病时病理变化也各有特点。即使同一种病证，在不同地域也有其不同的病变特点。因此，治疗疾病就要做到因地制宜。如西北地区，病多燥寒，治宜辛温润燥，外感风寒者，可用辛温解表重剂，如用麻黄、桂枝等峻猛发汗解表药方能奏效；东南地区，病多温热或湿热，治宜苦寒清化，外感风寒者，宜用辛温解表轻剂，如用荆芥防风之类，且药量较轻。

（三）因人制宜

因不同的患者，有其不同和特点，所以应根据其年龄、性别、体质等不同，来制定适宜的治则。

1. 年龄

（1）老年：机体脏气虚衰，功能低下，气血渐衰少，故患病多虚证或虚中夹实，宜多补益而慎泻，即使有邪实之证，攻之也要慎重，以防伤正。

（2）小儿：小儿机体生长旺盛，但脏器娇嫩，形气未充，患病易寒易热，易虚易实，病变快，故宜忌投峻攻之剂，少用补益之品，药量宜轻。

2. 性别

妇女有经、带、胎、产的不同，用药应加以考虑。如妊娠期治疗用药应禁用或慎用峻下、破血、走窜及有毒之品，产后应考虑气血亏虚、恶露等情况。

3. 体质

体质有寒热和强弱不同，对药物的反应性也有差异。体壮者药量宜重，虚者宜轻，热者慎用温热剂，寒者慎用寒凉剂。

此外，患者素有某些慢性病或职业病以及情志因素、生活习惯等，在诊治时也应注意。

三因制宜的治疗法则，充分体现了中医治病的整体观念和辨证论治观念在实际临床上的应用。所以，在诊病时要全面看问题，考虑各种因素与疾病的关系，制定合理的治法和方药，以提高疗效。

中医诊断学

中医今论学

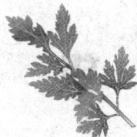

绪　　论

中医诊断学，即是通过诊察病人、收集病情资料，运用中医学理论对病情资料进行辨别、分析、综合，从而判断疾病本质的一门学科，是中医学理、法、方、药的重要组成部分，是联系基础与临床的桥梁，主要包括诊法和辨证两大方面内容。

中医学的基本理论为诊断疾病提供了充分的理论依据。中医诊断疾病的基本原理包括司外揣内、见微知著、以常达变；中医诊断疾病的基本原则包括整体审察、四诊合参、辨证求本和病证结合，总体以整体观念、辨证论治为基本原则。

中医诊断的理论与方法始于公元前五世纪的扁鹊，至今已有两千多年的历史。前人为我们留下了很多宝贵的财富。

诊法方面，《黄帝内经》在诊断学方法上奠定了望、闻、问、切四诊的基础，提出了诊病与辨证相结合的思路。金元四大家，刘完素诊病重视辨识病机，李杲诊病重视四诊合参，朱丹溪诊病重视司外揣内，张从正诊病重视症状的鉴别诊断。《难经》对脉诊有突出贡献，提出了独取寸口诊脉法。西晋王叔和所著《脉经》详细论述三部九候、寸口、二十四脉等脉法，是我国现存最早的脉学专著。清代李时珍所撰《濒湖脉学》论述 27 种脉的脉体、主病和同类脉的鉴别，言简意深，便于习诵。

辨证方面，医圣张仲景的《伤寒杂病论》建立了辨证论治体系，以六经辨证辨伤寒，以脏腑辨证辨杂病，创造性地融理、法、方、药于一体。清代叶天士的《温热病篇》创立了卫气营血辨证，吴鞠通的《温病条辨》创立了三焦辨证。

中医诊断学是对中医基础理论、基本知识和基本技能的综合运用。若要掌握中医诊断学，既要熟练掌握基础理论知识，又要加强临床实践，同时要掌握和运用辨证论治思维的方法和技巧。

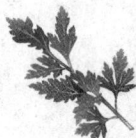

第九章 望 诊

望诊是医生运用视觉观察患者的外在表现及变化来收集病情资料、测知内脏病变的一种诊察方法。《灵枢·本脏》言："视其外应，以知其内脏，则知所病矣。"由此可见望诊的重要性。

望诊的主要内容有全身望诊（包括神、色、形、态）、局部望诊（包括舌、头面、五官、躯体、四肢、二阴、皮肤）、望排出物、望小儿指纹等。其中望神、望色、望舌是本章的重点内容。

望诊时要做到光线自然、温度适宜、充分暴露诊查部位，并要注意排除假象。

第一节 望 神

望神有广义和狭义之分。广义的神，是指整个人体生命活动的外在表现，比如神采飞扬、精神萎靡等词语就是根据外在表现对人的精神面貌的整体描述；狭义的神，乃指人的思维意识活动。望神是对广义之神和狭义之神的综合判断。

神以先天、后天之精及其所化生的气血津液为物质基础，最终通过脏腑的功能活动表现于外。所以，通过望神可以了解人体脏腑、气血津液的盛衰，进而可以诊察病情，推断病情的轻重和预后。望神以目光、气色、神情、体态为重点。

临床根据气血津液的盛衰和病情的轻重分为得神、少神、失神、假神及神志异常等。

一、得神

得神又称为有神，是五脏精充、气足、神旺的表现。

临床表现：神志清楚，语言清晰，面色荣润含蓄，表情丰富自然；目光明亮，精彩内含；呼吸平稳，肌肉不削；反应灵敏，动作灵活，体态自如。

临床意义：多见于健康人，即使生病，病情较轻，正气未伤，预后良好。

二、少神

少神，又称为轻度失神，神气不足。

临床表现：精神不振，健忘困倦，声低懒言，怠惰乏力，动作迟缓等。

临床意义：正气不足，精气轻度损伤，多见于亚健康人群或气血两虚证。

三、失神

失神，又称为无神，是精损气亏神衰的表现。

临床表现：精神萎靡，言语不清，或神昏谵语，循衣摸床，撮空理线，或猝倒而目闭口开；面色晦暗，表情淡漠或呆板；目暗睛迷，呆滞；呼吸气微或喘；周身大肉已脱；反应迟钝，动作失灵，强迫体位。

临床意义：正气大伤，精气衰竭，多见于久病、重病病人，属病危。

四、假神

假神是垂危患者出现的精神暂时好转的假象。

临床表现：久病、重病之人，本已失神，但突然神识似清，精神转佳，言语不休，想见亲人；原本目光晦滞，但突然目似有光却浮光外漏；原本面色晦暗，但突然两颧泛红如妆，嫩红带白，游移不定；原本毫无食欲，但突然索食且食量大增。

临床意义：精气衰竭已极，阴不敛阳，阳虚无所依附而外越，是病情暂时好转的假象，古人比做"残灯复明""回光返照"，是阴阳即将离决、死亡的征兆。

假神与病情好转的区别：假神是危重病人症状突然出现变化，其"好转"与整个病情不相符，只是局部和暂时的。病情好转一般症状是逐渐变化的。

五、神志异常

神志异常也是失神的一种表现，但与精气衰竭的失神则有本质上的不同。

一般包括癫、狂、痫等表现。

（一）癫病

临床表现：淡漠寡言，闷闷不乐，精神痴呆，喃喃自语，或哭笑无常。

临床意义：多由痰气郁结、阻蔽神明所致，亦有神不守舍，心脾两虚者。

（二）狂病

临床表现：疯狂怒骂，打人毁物，不避亲疏，少卧不饥，甚则登高而歌，弃衣而走。

临床意义：多因肝郁化火，痰火上扰神明所致。

（三）痫病

临床表现：突然昏倒，口吐涎沫，口中发出猪羊叫声，四肢抽搐，醒后如常人。

临床意义：多属肝风夹痰，上窜蒙蔽清窍，或属痰火扰心，引动肝风。

第二节 望 色

望色即通过观察患者皮肤（面部为主）色泽变化来诊察疾病的一种诊断方法。色与泽，又称为"气色"，色即颜色，属阴，主血，反映血液的盈亏；泽即光泽，属阳，主气，反映脏腑精气和津液盛衰。

为什么可以通过望色可以诊断疾病呢？首先，面部的血脉丰富，正如《灵枢·邪气脏腑病形》所述，人身"十二经脉，三百六十五络，其血气皆上于面而走空窍"；其次，面部皮肤薄嫩；再次，面部诊察方便。

望色首先要注意识别常色与病色。

一、常色

常色，即健康人的面部色泽。正常面色特征是红黄隐隐，明润含蓄。

由于体质禀赋、季节、气候、环境等因素影响，常色又有主色、客色之分。

（一）主色

主色，是指人与生俱来、终生不变的正常色泽。由于民族、禀赋、体质不同，每个人的肤色不完全一致。例如，黄色人种一般肤色都呈微黄，在此基础上，有些人可有略白、较黑、稍红。古人按五行理论将人的肤色分为金、木、水、火、土五种类型，分别与五行主五色相对应，即金稍白，木稍青，水稍黑，火稍红，土稍黄。

（二）客色

客色指因外界环境因素（季节、气候、情绪等）不同而发生变化的正常肤色。

如随着季节的变化，春季面稍青，夏季面稍赤，长夏面稍黄，秋季面稍白，冬季面稍黑。人的面色也会随着情绪的变化而变化，如喜则面赤，怒则青紫，忧则色沉，思则面黄，悲则泽减，恐则苍白。这些都属于正常的色泽变化，也可以为我们诊病提供依据。

二、病色

病色，即人体在疾病状态下面部出现的色泽，其特点是晦暗、暴露。病色分为善色、恶色。

（一）善色

善色指患者面色虽有异常，但光明润泽。临床意义为精气未衰，胃气能上荣，属气至，提示病属阳证、新病、病情轻、预后好。

（二）恶色

恶色指患者面色异常，且枯槁晦暗。临床意义为脏腑精气已衰，胃气不能上荣于面，属气不至，提示病属阴证、久病、病情重、预后差。

善色与恶色主要是从"泽"的方面来区别，即"气"重于"色"。正如《望诊遵经》所说："光明润泽者，气也；青赤黄白黑者，色也，有气不患无色，有色不可无气也。"

三、五色主病

即青、赤、黄、白、黑五种病色，提示不同脏腑和不同性质的疾病，既可以帮助判断病位，也可以帮助判断病性。

（一）青色

青　色　对应肝

病　　机　寒凝气滞，经脉阻滞
主　　病　寒证、痛证、瘀血、惊风
临床常见　淡青或青黑——寒证、剧痛
　　　　　口唇青紫——心气衰、心阳脱
　　　　　面色青黄——肝郁脾虚
　　　　　小儿眉间、鼻柱、唇周青紫——惊风

（二）赤色

赤　　色　对应心
病　　机　热盛气血充盈，虚阳上越
主　　病　热证、戴阳证
临床常见　满面通红——实热
　　　　　午后颧红——虚热
　　　　　面红如妆——虚阳上越

（三）黄色

黄　　色　对应脾
病　　机　脾虚机体失养，湿邪内蕴
主　　病　脾虚、湿证
临床常见　萎黄——脾胃气虚
　　　　　面黄虚浮——脾虚湿蕴
　　　　　一身面目俱黄——黄疸

（四）白色

白　　色　对应肺
病　　机　气血不荣，气虚血少，阳衰寒盛
主　　病　虚证、寒证、脱血、夺气
临床常见　淡白——血虚，脱血
　　　　　㿠白——阳虚水泛
　　　　　苍白——阳气暴脱或阴寒内盛

（五）黑色

黑　　色　对应肾
病　　机　肾阳虚衰，水寒内盛；血失温养，脉络拘急

主　　病　肾虚、寒证、水饮、瘀血
临床常见　面色暗淡——肾阳虚
　　　　　面色干焦——肾阴虚
　　　　　眼眶周围——肾虚水饮　寒湿带下
　　　　　面色黧黑、肌肤甲错——瘀血

第三节　望　舌

一、舌诊概述

（一）舌诊的起源与发展

1. 殷墟甲骨文中即有"舌疾"的记载。

2.《黄帝内经》亦有"舌上黄，舌卷，舌强"的记载。

3. 东汉《伤寒论》即以舌诊论治，并指导临床"舌黄未下者，下之黄自去"。

4. 元代出现第一本舌诊专著，经元代杜清碧增补为《敖氏伤寒金镜录》。

5. 明、清温病学家吴又可首开"温病察舌"之先河，叶天士、吴鞠通等多位温病学家又加以发展完善。

6. 近代，出现舌尖微循环的研究方法、舌的荧光研究方法、舌色的研究方法、舌的超声波研究等。

（二）舌诊的结构与原理

主要观察内容：舌体（又称舌质）、舌下络脉、舌苔。

1. 舌的形态结构

舌体＝舌背（舌头表面）+舌底（舌下）
舌苔是由丝状乳头脱落细胞黏液食物残渣等混合附着于舌面的一层苔状物。

2. 舌的结构及其在脏腑的分布

如图9-1所示观察舌头（尖、中、边、根）的每个部位可以推测人体内部脏腑存在的病变。

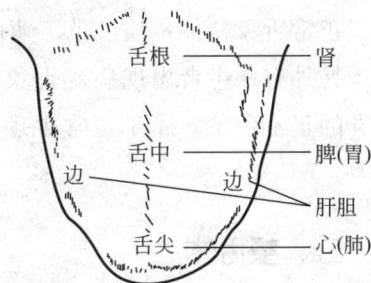

图9-1　舌的结构及其在脏腑的分布

(三) 舌诊的原理

中医通过舌象的变化诊断疾病的依据是什么呢?

因为舌象与人体脏腑、经络都密切相关。

手少阴心经之别系舌本 (舌为心之苗);足太阴脾经连舌本,散舌下 (舌为脾之外候);足少阴肾经挟舌本;足厥阴肝经络舌本;手太阴肺经其气上达于舌,是以脏腑有病必见于舌上。

(四) 舌诊的方法

对患者来说需要配合医生的体位及伸舌姿势。

1. 体位:坐位、仰卧位。

2. 伸舌姿势

自然将舌伸出口外,充分暴露舌体,舌尖略向下,舌面向两侧展平,不要蜷缩,不要过分用力外伸。

对医生来说望舌时需要掌握的望舌方法是:①从外向内 舌尖、中、边、根;②先舌质后舌苔。

(五) 舌诊的注意事项

主要光线的影响:要求自然充足,最好白天自然光线,夜晚日光灯下也可以。

饮食药物的影响所产生舌的变化,中医称之为染苔。如过冷、过热过辣的刺激,舌头变红;喝牛奶吃花生,舌苔变白;食用巧克力,舌苔变黑等。

另外,过食肥腻甘甜的时候及服用某些抗生素也会产生染苔。

口腔影响,如牙齿残缺,镶牙会使舌头产生齿痕,张口呼吸会影响舌头偏干。

(六) 正常舌象

正常舌象特征:淡红色,薄白苔 (见彩图1)。

另外有些患者出现病变舌象但机体没有病理症状,这种情况考虑为个体差异的正常舌象。属于正常生理变异的舌象有先天性裂纹舌、齿痕舌、地图舌等。

二、望舌体

临床意义:判断脏腑虚实、气血盛衰。

望舌体主要观察舌体的神、色、形、态及舌下络脉。

（一）舌神

舌质红活鲜明润泽，舌体运动灵活自如——荣舌，有神。

意义：津液足，气血充，心神旺，健康者或病轻。

舌质暗滞枯涩，舌体运动失灵缺乏生机——枯舌，无神。

意义：津液耗，气血衰，病危或恶候。

（二）舌色

1. 淡红舌

舌象特征：舌体淡红而润泽（彩图2）。

临床意义：气血调和，常见于正常人；外感病初起。

2. 淡白舌

舌象特征：舌色比正常浅淡（彩图3）。

临床意义：气虚，血虚，阳虚。

3. 红舌

舌象特征：舌色较正常红，呈鲜红色（彩图4）。

临床意义：主热证。

4. 绛舌

舌象特征：较红舌颜色更深，或略带暗红色。（彩图5）。

临床意义：主热证，包括实热证、虚热证和热入营血。

5. 青紫舌

舌象特征：全舌呈紫色，或局部青紫色斑点（彩图6）。舌面局部出现青紫色斑点，大小不一，称为瘀点舌、瘀斑舌。

临床意义：主气血运行不畅，气血瘀滞。

（三）舌形

1. 老嫩舌

舌象特征：

老舌——舌体坚敛苍老，纹理粗糙，舌色较暗。（彩图7）

嫩舌——舌体胖娇嫩，纹理细腻，舌色浅淡。（彩图8）

临床意义：判断虚实（老舌主实证，嫩舌主虚证）。

2. 胖大舌

舌象特征：舌体胖大，伸舌满口，常与齿痕舌并见。

临床意义：舌淡胖、质嫩、边有齿痕，提示脾虚水湿内停（彩图9）；舌红绛肿胀，提示里热证，多见于心脾热盛、中毒（彩图10）。

3. 瘦薄舌

舌象特征：舌体瘦小而薄，伸舌不能满口。

临床意义：舌瘦色淡白提示气血两虚（彩图11）；舌瘦色红绛，提示阴虚火旺（彩图12）。

4. 裂纹舌

舌象特征：舌面上有各种形状的裂纹、裂沟（彩图13）。

临床意义：热盛伤津、血虚不润、脾虚湿浸，正常人也可见此舌。

5. 齿痕舌

舌象特征：舌边有牙齿压迫的痕迹（彩图14）。

临床意义：脾虚、湿盛。

6. 点刺舌

舌象特征：蕈状乳头增大，数目增多，乳头内充血水肿，又称"红点舌"（彩图15）。舌的蕈状乳头增大高突并形成尖锋，形如芒刺，又称"芒刺舌"。

临床意义：脏腑阳热内盛，血分有热。

（四）舌态

1. 痿软舌

舌象特征：舌体软弱无力，不能随意伸缩回旋。

临床意义：伤阴或气血俱虚。

2. 强硬舌

舌象特征：舌体强直发硬，活动不便。

临床意义：热入心包，高热伤津，风痰阻络。

3. 歪斜舌

舌象特征：伸舌时舌体偏向一侧。

临床意义：多见于中风。

4. 颤动舌

舌象特征：舌体不自主地震颤抖动。

临床意义：肝风内动的征象，可因热盛、阳亢、阴志所致。

5. 吐弄舌

舌象特征：舌伸于口外，不即回缩，称为吐舌；伸舌即回缩，反复舐口唇，称为弄舌。

临床意义：多为心脾有热。吐舌还见于心气已绝；弄舌多为热甚，可见于动风先兆、先天愚型患儿。

6. 短缩舌

舌象特征：舌体卷缩、紧缩，不能伸长。

临床意义：多为病情危重的征象。见于寒凝筋脉、气血虚衰，因热病伤津、风痰阻络所致。

（五）舌下络脉

正常状态：长度不超过舌尖至舌下肉阜连线的五分之三，颜色为淡紫色。

病理：①舌脉短浅提示气血不足（彩图16）；②舌脉粗长提示瘀血内阻（彩图17）。

三、望舌苔

临床意义：分析病邪的性质、深浅及邪正的消长。

主要内容：苔质（薄厚苔、润燥苔、腐腻苔、剥脱苔）、苔色（白、黄、灰黑）。

（一）苔质

1. 薄、厚苔

苔象特征：透过舌苔能见到舌体者，称为薄苔，见于正常人、表证（彩图18）。从舌苔见不到舌体者，称为厚苔，见于里证（彩图19）。

临床意义：反映邪下的盛衰及邪气之深浅。

2. 润、燥苔

苔象特征：舌苔润泽的津，干湿适中，为润苔（彩图20）；舌面水分过多，伸舌欲滴，扪之湿滑，为滑苔；舌苔干燥，扪之无津，甚则干裂，为燥苔（彩图21）。

临床意义：主要反映津液的盛衰。

3. 腻、腐苔

苔象特征：苔质颗粒小，细腻致密，如油腻状黏液积于舌面，中厚边薄，刮之不去，称为腻苔（彩图22）。

临床意义：为阳气被遏，主湿浊、痰饮、食积。

苔质颗粒粗大疏松，如豆腐渣堆积舌面，中边皆厚，刮之易去，称为腐苔（彩图23）。

临床意义：为阳热有余，胃气衰败，湿浊上泛成阳热盛，蒸腾浊邪上泛，聚积于舌。

4. 剥、脱苔

苔象特征：舌苔部分或全部剥落（彩图24）。

临床意义：主胃气匮乏，胃阴枯涸，或气血两虚。

（二）苔色

苔色的主要变化有白苔、黄苔、灰黑苔。

1. 白苔

苔象特征：舌面上所附着的苔垢呈现白色。

临床意义：可为正常苔色，若病中多主表证、寒证。

2. 黄苔

苔象特征：舌苔呈现黄色，有淡黄、深黄、焦黄之分。

临床意义：主里证、热证

3. 灰黑苔

苔象特征：浅黑为灰苔，深灰为黑苔。

临床意义：主里热炽盛和阴寒内盛。苔质的润燥为判断灰黑苔寒热属性的关键。

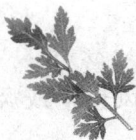

第十章 闻 诊

闻诊是通过听声音和嗅气味两个方面诊察疾病的方法。《难经》云："闻而知之，谓之圣。"

闻诊有悠久的历史渊源。甲骨文记载：殷代既有"疾言"。《周礼·天官》记载当时的"疾医"已能"以五气、五声、五色视其死生"。《左传》有"天有六气……征为五声"的记载，可知人们已认识到五声的基本概念，并用之诊病。长沙马王堆出土的医书亦有"听五音"的记载。《黄帝内经》明确指出五音五声与五脏相配，奠定了闻诊的理论基础。《难经》将闻诊与其他三诊相提并论，确立了闻诊在四诊中的位置，还将闻诊定义为"闻而知之者，闻其五音，以别其病"，对后世影响极大。

第一节 听 声 音

• 正常声音

【特点】发音自然，声调和畅，应答自如，言与意符。

【临床意义】气血充沛，脏腑调和。

【影响因素】性别、年龄、情志、禀赋等。

• 病变声音

【一般规律】高亢洪亮——阳证、热证、实证。

低微细弱——阴证、寒证、虚证。

【主要内容】语声、语言、呼吸、咳嗽、呕吐、呃逆、嗳气、太息。

一、语声

异常语声：

（1）声重——语声重浊，见于外感风寒成鼻疾。

（2）音哑——语声嘶哑；失音——语而无声，古又称"喑"，见于实证、虚证、妊娠。

病因病机：

新病（称之为金实不鸣）——外邪（风寒、风热）或痰湿壅肺，致肺金失宣——多实证。

久病（称之为金破不鸣）——肺肾精亏，虚火上炎——多虚证。

妊娠后期——胎儿压迫肾经——子喑。

（3）呻吟——病痛难忍所发出的痛苦哼哼声——多为身有疼痛或胀满不舒。

（4）惊呼——患者在无外界刺激突然发出的惊叫声——多是剧痛或惊恐。

二、语言

一般规律：

烦躁多言——实证、热证

沉默寡言——虚证、寒证

谵语：神识不清，语无伦次，声高有力，为热扰心神、实证。

郑声：语言重复，时断时续，语声低微，为心气大伤、虚证。《伤寒论》言："实则谵语，虚则郑声。"

语言謇涩：神志清楚，语言不畅，吐词不清，为风痰阻络，中风先兆或中风后遗症。

独语：自言自语，喃喃不休，见人语止，首尾不续，为痰气郁闭之癫证。

狂言：精神错乱，语无伦次，狂躁谵妄，为痰火扰心之狂证。

三、呼吸

一般规律：

息粗，疾出疾入——热证、实证

息细，慢出慢入——寒证、虚证

喘：呼吸困难，短促急迫，鼻翼煽动，张口抬肩。

实喘——起病急，呼出为快——外邪袭肺，实热壅肺或痰饮停肺。

虚喘——起病缓，长吸为快——肺肾气虚，摄纳无权，气浮于上。

哮：呼吸急促似喘，且喉中有哮鸣声。

发作期——宿痰内伏，复感外邪——祛邪利气。

缓解期——肺、脾、肾虚——扶正固本。

区别：喘以气息言，哮以声响名；喘不兼哮，哮必兼喘；喘证可并发多种疾病；哮为一种反复发作的独立疾病。

少气：呼吸微弱，虚怯声低，气少不足以息，由诸虚劳损所致。

短气：短气不足以息，数而不能接续，多因元气大虚、痰饮内滞所致。

四、咳嗽

一般规律：

咳声重浊有力——实证：外感风寒、内有痰湿

咳声低微无力——虚证：肺肾气虚

病机——肺失宣降，肺气上逆。

听辨要点：咳声，结合痰量、色、质等。

临床常见：

咳声不扬，痰黄稠不易咯出——热证。

咳声沉闷，痰多易咯——痰湿阻肺证。

干咳，无痰或少痰——燥邪犯肺、阴虚肺燥。

阵发，咳声短促，有鸡鸣样回声，缠绵难愈——顿咳，百日咳。

咳声似犬吠，呼吸困难——白喉。

五、呕吐

一般规律：

吐势徐缓，声音微弱，吐物清稀——虚寒证。

吐势较猛，声音壮厉，黏痰黄水或酸腐食物或苦——实热证。

病机——胃失和降，胃气上逆。

有声无物为干呕，有物无声为之吐，有物有声为呕吐。

临床常见：

喷射状呕吐——热证。

朝食暮吐，暮食朝吐——反胃——胃阳虚脾肾阳虚。

口干欲饮，饮入即呕——水逆证——痰饮内停。

吐利，腹痛并作——霍乱或类霍乱。

餐后发生的呕吐——食物中毒。

六、呃逆

病机：胃失和降，胃气上逆。

从咽喉发出不由自主的冲击声。

声短而频，呃呃作响。

唐代前——哕；

后世——呃逆；

俗称——打嗝。

病性的寒热虚实，病程的新旧。

一般规律：

呃声频作，高亢而短，其声有力——实证热证。

呃声低沉，声弱无力——寒证、虚证。

新病呃逆，其声有力——外邪客胃。

久病重病呃逆，声低怯无力——胃气衰败。

突发呃逆，无兼证——饮食刺激或偶感风寒。

七、嗳气

病机：胃失和降，胃气上逆。

胃中气体上出咽喉所发声响。

饱食后偶有嗳气不属病态。

嗳气酸腐，兼脘腹胀满——宿食内停，实证。

嗳气频作响亮，嗳气后脘腹胀减。发作因情志变化而增减——肝气犯胃，实证。

嗳气低沉续断，无酸腐气味兼纳呆食少——胃虚气逆，虚证。

嗳气频作，无酸腐气味，兼见脘痛——寒邪客胃。

八、太息（叹息，俗称叹气）

胸中郁闷，发出长吁或短叹气——肝气郁结。

第二节 嗅 气 味

一、病室气味

病室气味是由病体本身或排出物、分泌物散发而形成。

氨水味——水肿病晚期。

烂苹果味——消渴病重。

血腥味——失血。

腐臭味——溃腐疮疡。

尸臭味——脏腑衰败。

二、病体气味

病体散发的各种异常气味。

口气——臭秽属胃热，酸臭属积滞。

汗气——臭秽属火毒盛，腥膻属湿热内蕴。

痰、涕之气——黄臭属热，无味属寒。

二便之气——臭热积。

经、带、恶露——气臭属热，气腥属寒。

呕吐物——无臭属寒，酸臭属热。

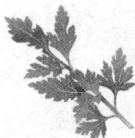

第十一章 问 诊

问诊，指医生通过询问患者或陪诊者以了解疾病的发生、发展及现在症状的一种诊断方法。《难经》云："问而知之谓之工。"

了解患者的疾病情况，掌握患者的思想动态，为其他检查提供依据。

第一节 问诊的内容

一、问一般情况

主要询问的是姓名、性别、年龄、职业、婚否、现住址、民族、籍贯、工作单位等情况，从整体上了解患者的情况，一是便于书写病历及与病人联系；二是便于掌握与疾病有关的资料。

二、主诉

1. 概念

病人就诊时感到最痛苦的症状和体征以及持续时间。

2. 特点

重点突出，高度概括，简明扼要（一般不超过 20 字）。

三、问病史

主要包括问现病史、既往史、个人生活史、家族史等。

1. 现病史

围绕主诉，从起病到此次就诊时疾病的发生、发展和变化，以及诊断治疗的经过。主要询问三大点：发病情况，病变经过，诊治过程。

2. 既往史

又称过去病史，指主诉疾病以外的患病或健康情况，作为诊断现有疾病的参考。主要涉及三大内容：

①过去一般健康情况；②传染病史或预防接种史及药物过敏史；③其他疾病史。

3. 个人生活史

指患者的日常生活、工作等方面有关的情况。主要有以下三大情况：

①出生地、居住地等；②性情、饮食习惯；③婚姻生育史。

另外需要注意的是：女性患者应记录胎产情况；月经史，包括初潮、行经期、周期、绝经期；婚姻史，包括结婚时间、配偶情况；生育史，包括孕、胎、产及子女情况。

4. 家族史

询问病人直系亲属及与病人密切接触者的健康状况。可帮助诊断某些传染病和遗传性疾病，如肺痨、肝病、癫狂病等，再如贫血、肿瘤、糖尿病等。

四、问现在症状

对病人就诊时所感到的痛苦和不适，以及与病情相关的全身情况进行详细询问对现在症状内容的概括。张景岳首创《十问歌》：

"一问寒热二问汗，三问头身四问便，

五问饮食六胸腹，七聋八渴俱当辨，

九问旧病十问因，再兼服药参机变，

妇女尤必问经期，迟速闭崩皆可见，

再添片语告儿科，水痘麻疹全占验。"

第二节 问现在症

一、问寒热

1. 寒热的产生

阴阳的偏盛偏衰。

2. 临床意义

辨病邪性质，辨阴阳盛衰。

3. 问寒热概念

寒：自觉寒热，加衣覆被或近火取暖。不能缓解者，称为恶寒，多为外邪束表，卫阳被遏。能缓解者，称为畏寒，多为阳气虚衰，失其温煦。

热：高热不退，恶热不恶寒，体温≥39℃，为壮热；阳盛正邪相争按时发热或热盛，如潮汐之时，为潮热；自觉发热，热低，体温≤38℃，低热。

4. 问寒热的注意事项

寒热的轻重、出现的时间、持续时间的长短、兼症情况。

临床表现常见症状有四：发热恶寒、但热不寒、但寒不热、寒热往来。

（1）发热恶寒

即是发热恶寒同时出现，多见表证，故有"有一份恶寒，便有一份表证"之说。

根据感受外邪性质不同，可分为三种类型：

恶寒重发热轻——外感寒邪；

发热重恶寒轻——外感热邪；

发热轻而恶风——外感风邪。

（2）但热不寒

指只觉发热或恶热，多见里热证。

根据发热的轻重、时间、特点及兼症等不同，可分为以下三种类型：

壮热：指高热39℃以上，持续不退，不恶寒反恶热。多见于里实热证。

潮热：病人热如潮水，按时发热或按时热甚。

阳明潮热：热势较高，日晡热甚。

湿温潮热：身热不扬，午后热甚。

阴虚潮热：午后或入夜低热，有热自骨内向外透发的感觉。

微热：病人发热轻微（体温不超过38℃）。

（3）但寒不热

①概念：病患只觉怕冷而不发热的症状，多见里寒证。

②发病机制：感受寒邪或阳气不足。

③实寒：寒邪直接侵袭，损伤机体阳气（新病）。

虚寒：素体阳虚，不能温煦肌表（久病）。

（4）寒热往来

概念：恶寒发热交替而作，邪正分争在半表半里证。

少阳病：寒热往来，发无定时——外感病达半表半里阶段。

疟疾：寒热往来，发有定时——邪伏膜原，定时而发。

二、问汗

（一）概念

"汗"阳气蒸化津液从汗孔排出体外的一种代谢产物。

《素问·阴阳别论》："阳加之阴谓之汗。"

（二）意义

诊察津液的盈亏，阴阳的盛衰，病情的轻重和预后。

（三）内容

辨汗出有无，辨汗出时间，辨汗出部位，汗量多少及伴随症状。

1. 表证辨汗

表证有汗：外感风邪（中风证）。恶风发热伴有汗出，脉浮缓。外感风邪为主引起的感冒。

表证无汗：外感寒邪（伤寒证）。恶寒发热，肌肤无汗出，脉浮紧。外感寒邪引起的感冒。

2. 里证辨汗

自汗：昼间汗出，动则尤甚。多见于气虚、阳虚。

盗汗：睡时汗出，醒时汗止。多见于阴虚或气阴两虚。

绝汗：病情危重，汗出不止。汗出如油，汗出黏手多属亡阴；大汗淋漓，汗稀而凉多属亡阳。

战汗：病情危重，全身战栗，继之汗出。此阶段多为疾病转折点。热退，脉静身凉，则邪去正复；热不减，脉来疾急，则邪胜正衰。

3. 局部辨汗

头汗：汗出仅见头部，多见虚阳上越、湿热、热证。

半身汗：汗出仅见身上、下、左、右一侧，多为邪气阻络（同侧）。

心胸汗：心胸部出汗过多，常见心肾不交、心脾两虚证。

手足心汗：汗出仅见手心，可见阴经郁热、阳明热盛、中焦湿热。

三、问疼痛

1. 产生病因病机

邪气阻络，不通则痛——实证

经络失养，不荣则痛——虚证

2. 问疼痛的鉴别要点

鉴别要点为寒、热、虚、实。

3. 问疼痛询问内容

性质、部位、程度、时间、喜恶等。

（一）问疼痛性质

一般规律：

久病疼痛，痛势较轻，时痛时止，痛而喜按——多属虚证。

新病疼痛，痛势较剧，持续不解，痛而拒按——多属实证。

胀痛——痛而有胀感，多为气滞。

刺痛——疼痛如针刺，多为瘀血所致。

走窜痛——疼痛部位游走不定，或走窜攻痛。

固定痛——脘腹部多为血瘀；四肢多为寒湿痹痛。

冷痛——疼痛有冷感而喜暖，多为寒邪伤阳。

灼痛——疼痛有灼热感而喜冷，多为火邪窜入经络所致。

绞痛——痛势剧烈如刀绞；有形实邪阻碍气机。

隐痛——疼痛不剧烈，但连绵不止，多因精血不足、阳气不足筋脉失养所致。

重痛——疼痛并有沉重感，多是湿邪困阻气血所致。

空痛——气血精血亏虚。

掣痛——经脉失养，多与肝有关。

酸痛——疼痛而有酸软的感觉，可因湿邪侵袭或因肾虚。

（二）问疼痛部位

1. 头痛

头痛的部位与经络的关系（从部位分）：

头痛连项——太阳经。

两侧头痛——少阳经。

前额痛——阳明经。

巅顶痛——厥阴经。

2. 胸痛

肺热——胸痛发热，咳喘，吐黄痰。

气滞证——胸胀痛走窜，太息善怒。

瘀血证——胸部刺痛，固定不移。

胸阳不振，痰浊内阻，气虚血瘀——胸痛憋闷，痛引肩背。

真心痛——胸痛彻背如刀绞，面色青紫，脉微欲绝。

3. 胁痛

多属肝胆病变。

4. 脘痛

"脘"是胃所在的部位，其病变有虚、实之分。

5. 腹痛

腹痛——脐以上部位疼痛，多属脾胃病变。

小腹痛——脐以下部位疼痛，多属膀胱、大、小肠及胞宫病变。

少腹痛——小腹两侧痛，多属肝胆病变。

6. 背痛

多与循行过背部的督脉、足太阳膀胱经、手三阳经相关。

背痛不可俯仰——督脉所损，感受风寒，风湿阻络。

背痛及项——风寒邪气侵袭足太阳经。

背痛连肩——手三阳经受风湿之邪气阻滞，经气不利。

7. 腰痛

"腰为肾之府"。

实证——寒湿、瘀血阻滞经络。

虚证——肾虚及肾的实质性病变。

8. 四肢痛

四肢关节疼痛多属痹证，因感受风寒湿邪所致；独见足跟疼痛，甚者引腰背，或胫膝酸痛者，多属肾虚。

9. 周身疼痛

头身、腰背四肢等部位疼痛。

新病伴外感，多实证，多为感受风寒湿邪所致；久病伴虚弱，多虚证，多为气血亏虚失其荣养所致。

四、问头身胸腹不适

1. 头晕

有晕眩之感，视物旋转，站立不稳。

肝火上炎：晕眩伴烦躁易怒，口苦口干，舌红苔黄，脉弦数。

肝阳上亢：晕眩伴见头胀，耳鸣，腰膝酸软，颜面烘热，舌红少苔，脉细数。

气血亏虚：头晕面白，神疲体倦，每因劳累加重，舌淡，脉细。

痰湿内阻：头晕且重，如物裹首，胸闷呕恶，舌苔白腻，脉弦滑。

瘀血阻络：多见于外伤后瘀血阻滞，脉络不通。

2. 胸闷

与心、肺有关。

3. 心悸

心悸：心中悸动不安。

怔忡：心跳剧烈。

4. 胁胀

肝胆病变。

5. 脘痞

脾胃病变。

6. 腹胀

喜按属虚，因脾虚不能运化；拒按属实，因气机阻塞不通。

7. 身重

与脾、肺有关，水肿，湿困等。

8. 麻木

气血亏虚，肝风内动，痰饮瘀血。

五、问耳目

（一）问耳

1. 耳鸣

实证——突发、声大，按之不减；肝胆火炎。

虚证——渐觉、声小，按之鸣减；肾精亏虚。

2. 耳聋

"精脱者耳聋。"

实证——暴聋；实邪上壅于耳，清窍闭塞。

虚证——渐聋；年老精衰气虚，脑海失充。

3. 重听

年老肾之精气虚衰。

（二）问目

1. 目痛

红肿疼痛明显——肝火上炎，暴发火眼等。

微痛并感干涩——阴虚火旺。

2. 目眩

眩晕症。

3. 目昏

即视物不清（视力减退）。

雀盲——每至黄昏视物不见。

歧视——视一为二。

六、问饮食口味

（一）口渴与饮水

1. 口不渴

多见于寒证、湿证。

2. 口渴多饮

伴壮热、口渴喜冷饮——阳明经证。

伴小便量多，体渐瘦——消渴病。

3. 口渴不多饮

阴虚、湿热、痰饮证、瘀血内停、热入营血证。

渴欲饮但水入即吐，因饮停于胃。

渴但欲漱水不咽，因内有瘀血。

（二）食欲与食量

1. 食欲减退

邪气困阻中焦或脾失健运。

纳少——脾虚。

纳呆——湿邪困脾。

2. 厌食

食积——"伤食必恶食"。

厌油腻——湿热。

妊娠——胃失和降。

3. 消谷善饥

胃火炽盛。

4. 饥不欲食

胃阴不足。

5. 偏嗜食物

小儿虫积等。

6. 除中

脾胃之气将绝。

(三) 问口味

1. 口淡——脾胃气虚,寒证。

2. 口苦——热证。

3. 口甜——湿热蕴脾。

4. 口酸——消化不良,肝气犯胃。

5. 口涩——燥热伤津。

6. 口咸——肾虚及寒水上犯。

7. 口黏腻——湿浊,痰饮。

七、问睡眠

(一) 失眠

又称不寐,包括难入睡、浅睡眠、早醒、多梦。病机:阳盛阴衰。

心肾不交,虚火上扰——烦躁多梦,难入睡。

心脾两虚,血不养心——浅睡眠,早醒。

胆郁痰扰,神志不宁——易惊醒,口苦。

食滞胃脘,上干心神——腹胀,难入眠。

（二）嗜睡

气虚、痰湿、阳衰而致病。病机：阴盛阳衰。

饭后易困——气虚，阳虚。

易困倦，体胖脘痞——痰湿困脾。

精神极度疲乏，似睡非睡——心肾阳衰。

注：与昏迷区别。嗜睡神志清楚，昏迷神志不清。

八、问二便

（一）问大便

1. 便次异常

（1）便秘：秘结不通或排便时间延长。

热秘：热伤津液。

冷秘：阴寒凝滞。

气秘：气虚无力推动。

虚秘：血虚肠道失润。

（2）泄泻：脾失健运，水走肠间。

水样泄：脾失健运。

五更泄：肾阳亏虚，命门火衰，脾土失温。

湿热泄：饮食不洁，湿热内蕴。

2. 便质异常

完谷不化——大便中有较多未消化的食物，因脾肾阳虚，不能腐熟水谷。

溏结不调——大便时干时稀，溏结不调，因肝郁脾虚，肝脾不调。

脓血便——大便中夹有脓血黏液。多见痢疾，湿热交阻肠间，脉络受损。

3. 排便感异常

肛门灼热——大肠湿热。

里急后重——痢疾，湿热内阻肠道气滞。

排便不爽——若为肝郁乘脾，则腹痛作泻，泻后痛减；若伤食，则酸腐臭秽，泻后痛减。

湿热蕴结——泻下黄糜，黏滞不爽。

滑泻——肾阳虚衰。

肛门气坠——脾虚中气下陷。

（二）问小便

1. 尿量异常

（1）尿量增多

虚实证——气不化津。

消渴证——肾虚。

（2）尿量减少

里热证——热盛伤津。

水肿病——肺、脾、肾功能失常。

2. 尿次异常

（1）小便频数

下焦湿热：小便频数，短赤而急。

肾气不足：量多色清，夜间尤甚。

（2）癃闭：点滴而出为癃，点滴不出为闭。

虚证：阳虚气化无力，开阖失司。

实证：瘀血、结石阻塞。

3. 排尿感异常

（1）小便涩痛：湿热蕴结，膀胱气化不利。

（2）余沥不尽：肾气不固，膀胱失约。

（3）小便失禁：肾气不固，下焦虚寒。

（4）遗尿：肾气不固，膀胱气化失约。

九、问妇女（经带胎产）

（一）月经

1. 正常月经

初潮——14±2 岁左右；周期——28±7 天左右；经期——3～5 天；经量——50～100ml；经色——色红无块。

2. 异常月经

（1）周期异常

月经先期：月经周期提前 7 天以上——气虚，血热，阴虚。

月经后期：月经周期错后 7 天以上——血虚，阳虚，气滞，寒凝。

月经不定期：月经周期时而提前，时而错后，无规律可循——肝郁气结，脾肾不足，瘀血内阻。

（2）经量异常

月经量多——血热，气虚，瘀血。

月经量少——血虚，寒凝，血瘀，痰湿。

崩漏：崩即月经大下不止；漏即月经淋漓不断——气虚，血瘀，热盛。

闭经：非哺乳期行经年龄停经，超过三月而又未受孕。

　　　　——血虚，气虚两虚，气滞血瘀，寒凝痰浊。

（3）经色异常

淡红质稀——血虚。

深红质稠——血热。

色紫黑有块——寒凝、瘀血。

（4）痛经

①概念：行经腹痛或痛引腰骶，甚则剧痛难忍。

②根据疼痛时间：经前痛——气滞；经中痛——血瘀；经后痛——血虚。

③根据伴有症状：小腹冷痛喜按——阳虚；小腹冷痛拒按——寒凝。

（二）带下

正常白带：少量乳白色，无臭分泌物，濡润。

异常白带：白色——阳虚，寒湿；黄色——湿热下注；赤白色——肝经郁热，湿热下注。

十、问小儿

（一）出生前后情况

重点：询问母亲健康、妊娠、分娩情况，如五迟五软。

（二）预防接种史、传染病史

预防接种，帮助小儿建立后天免疫。

（三）易使小儿致病的原因

简单概括为麻、痘、惊、疳。

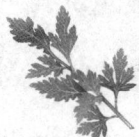

第十二章 切 诊

切诊是医生用手的触觉在患者的体表进行触、摸、按、压以诊察疾病的方法。切诊分为脉诊和按诊两个部分。

第一节 脉 诊

一、脉象形成的原理

（一）心与脉

心脉是形成脉象的主要脏器，心的搏动是形成脉象的动力。

"心主血，其充在脉。"

"心藏脉，脉舍神。"

（二）气血运行

气血运行是形成脉象的基础。

"气为血帅，血为气母。"

"气行则血行。"

"脉不自行，随气而至，气动脉应。"

（三）五脏协同

五脏协同是脉象正常的前提。

肺主气，朝百脉；脾主运化，统血，为气血生化之源；"脉以胃气为本"。

肝主藏血，调节血量；肾藏精，为元气之根，是脏腑功能的动力源泉。

二、诊脉的部位和方法

（一）脉诊的部位

1. 遍诊法（三部九候法）

见于《黄帝内经》，上部、中部、下部。

2. 仲景三部诊法

见于《景岳全书》，寸口、跌阳、太溪。

3. 寸口诊法

寸口是指桡骨茎突内侧的一段桡动脉，又称"气口""脉口"。

始见于《黄帝内经》，详见于《难经》，推广于《脉经》。

（二）独取寸口的原理

寸口部为脉之大会，"脉会太渊"十二经脉之气汇聚于此。肺朝百脉，与足太阴脾经相通，五脏六腑气血盛衰变化见于此。寸口处皮薄脉浅，切按方便。

（三）脉诊的方法和注意事项

1. 诊脉方法

（1）体位：坐位或卧位。

平臂——手臂伸直，直腕仰掌，掌心向上。

平心——与心脏等高。

（2）时间：平旦为佳，安静状态。

（3）指法

下指：中指定关。

排指：疏密合适。

调指：三指平齐。

运指：分举按寻。

2. 平息

医生调整呼吸——调息定至。

3. 注意事项

先总按后单按；先浮取后中取，沉取；交叉取脉，医生左手诊患者右手脉，医生右手诊患者左手脉。

三、脉象的要素及平脉特征

（一）构成脉象的八个要素

脉位：脉管的浅深。

至数：脉搏的频率。

脉长：脉动的范围长短。

脉力：脉搏的强弱。

脉宽：脉管的粗细。

流利度：脉来的通畅程度。

紧张度：脉管的弛缓程度。

均匀度：脉动的节律。

（二）平脉

1. 平脉的特征

一息四至，不浮不沉，不大不小，从容和缓，流利有力，三部有脉，沉取不绝（尺部）。

2. 平脉（即正常脉象）的特点

有胃：从容，和缓，流利。

有神：柔和有力，节律整齐。

有根：尺脉有力，沉取不绝。

五、常见病脉脉象及临床意义

古人提出"六纲脉"，具体如下。

浮沉候病位——确定病位的深浅。

迟数候至数——区别病邪的性质。

虚实候脉力——判断邪正的盛衰。

浮脉类：浮、洪、濡、散、芤、革。

沉脉类：沉、伏、牢、弱。

迟脉类：迟、涩、结、缓、代。

数脉类：数、促、疾、动。

虚脉类：虚、微、细、短。

实脉类：实、滑、紧、长、弦。

（一）浮脉类

1. 浮脉

脉象特征：轻取即得，重按反减；举之有余，按之不足（图12-1）。

临床意义：主表证，亦主里虚（虚阳外越）。

主表证——外邪侵袭，人体正气趋向于表，故脉浮。

主里虚——久病精气衰竭，阴不敛阳，虚阳外越。

二者的区别：表证脉浮但有根，里虚脉浮而无根。

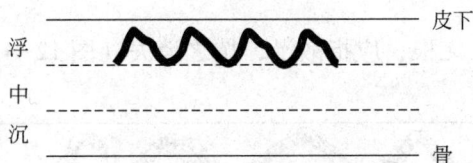

图 12-1　浮脉模式图

2. 洪脉

脉象特征：脉形宽大，滔滔满指，来盛去衰（图 12-2）。

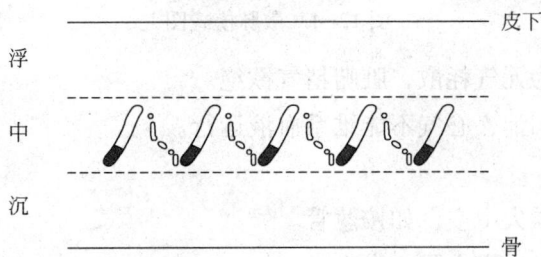

图 12-2　洪脉模式图

临床意义：主热甚（气分热甚），里热内盛，气盛血涌，故脉来洪。

洪大有力，此为太过，多为里热炽盛，伴见壮热，烦躁，口渴，吐血，疮疡及暑热汗出等。

主虚证：若洪大无力，则为阴精耗竭、孤阳将欲外越之兆。

凡久病气虚，或虚劳、失血、久泄等病证，出现洪脉则为阴损阳散之危重证候。

3. 濡脉

脉象特征：浮而细软，如絮浮水（图 12-3）。

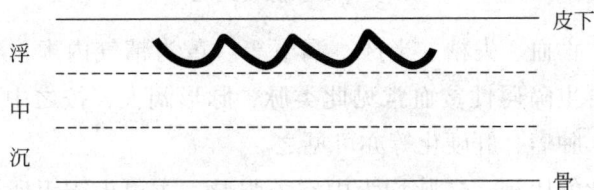

图 12-3　濡脉模式图

临床意义：主诸虚，又主湿。凡气虚、自汗、身倦乏力、短气等可见濡脉。

4. 散脉

脉象特征：浮大无根，应指散漫，按之消失（图 12-4）。

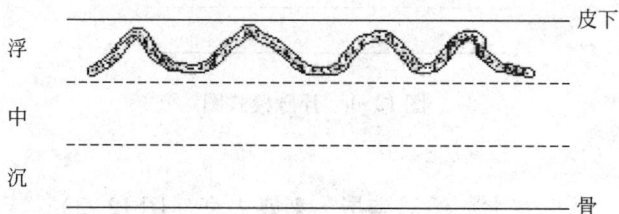

图 12-4　散脉模式图

临床意义：为元气耗散，脏腑精气欲绝。

脉理：阴衰阳消，心气不能维系血液运行。

5. 芤脉

脉象特征：浮大中空，如按葱管。

临床意义：大出血之际，失血。

脉理：阴血不能维阳气，阳气浮散。

6. 革脉

脉象特征：中空外坚，如按鼓皮（图 12-5）。

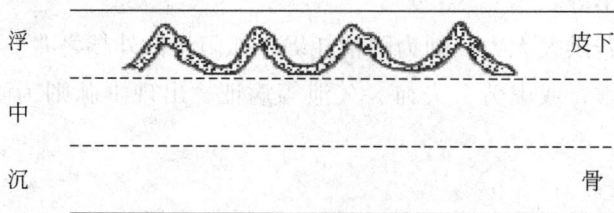

图 12-5　革脉模式图

临床意义：亡血、失精、半产、漏下等。革为精气内虚，气无所恋而浮越于外所致。再生障碍性贫血常见此类脉，脉形阔大，按之中空，为高度贫血征象。此外，肿瘤、肝硬化等亦可见之。

芤脉与革脉的比较：二脉均为中空外强脉，主里虚阳无所附。芤脉皮软而中空，主失血或失血先兆；革脉皮硬而中空，主精亏虚寒。

（二）沉脉类

1. 沉脉

脉象特征：轻取不应，重按始得；举之不足，按之有余（图 12-6）。

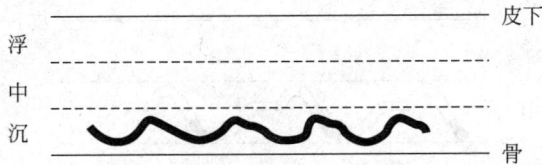

图 12-6　沉脉模式图

临床意义：里证。常见于下痢、浮肿、呕吐、郁结气滞等。

沉而有力——里实，气血内困于里；多因水、寒、积滞所致（寒主收引，水性沉潜，积滞则阳气伏郁）。

沉而无力——里虚，阳气虚不能升举。

2. 牢脉

脉象特征：实大弦长，沉取始得，坚着不移（图 12-7）。

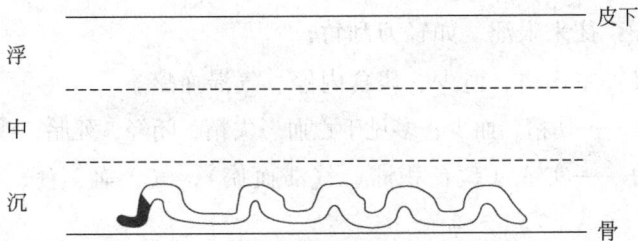

图 12-7　牢脉模式图

临床意义：阴寒内盛，疝气癥瘕。

脉理：阴寒内积，阳气沉潜于下，故脉来沉而实大弦长。

3. 弱脉

脉象特征：极软而沉细。脉力分类，弱脉。

临床意义：阳气虚衰或气血俱虚，阳虚不能温运，鼓动无力。

4. 伏脉

脉象特征：比沉脉更深，需重按着骨始可得，甚至伏而不现。

临床意义：邪闭、厥病、痛极（伏而有力）。多因邪气内伏，脉气不得宣通所致。

（三）迟脉类

1. 迟脉

脉象特征：脉来迟缓，一息不足4至（一分钟不满60次）（图12-8）。

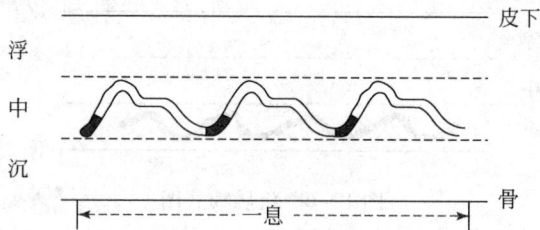

图 12-8　迟脉模式图

临床意义：主寒证，亦主邪热结聚里实证。有力为实寒，无力为虚寒。实寒，寒邪凝滞，阳气失于宣通；虚寒，阳气虚弱失于温运。

主热证——邪热结聚，经络阻滞。多见于里热实证（阳明腑实证、肠伤寒、脑膜炎等）。

2. 涩脉

脉象特征：往来艰涩，如轻刀刮竹。

临床意义：主伤精、血少、痰食内停、气滞血瘀。

涩而无力——伤精、血少，多见于亡血、失精、闭经、死胎，或精冷阳痿。

涩而有力——实证（痰食积滞、气滞血瘀），气、血、食、痰阻碍脉道，脉行不畅。

凡胸痹、腹中积块、癥瘕、痛经、经闭，及附件包块、陈旧性宫外孕包块等可见之。

3. 缓脉

脉象特征：一息四至，来去有怠。

临床意义：脉管柔和，脉来和缓，有悠然之意，为有神，有谓之平脉，脉管纵使缓，脉来懈怠。

主病：多因脾虚，或湿邪困阻。

4. 结脉

脉象特征：缓而一止，止无定数。

临床意义：主阴盛气结。阴寒凝滞，心阳被抑，多见于气结、血瘀、寒痰、饮食停滞、癥瘕积聚等。

5. 代脉

脉象特征：脉来一止，止有定数，良久方来。

临床意义：主脏气衰微。脏气衰微，无力继续，故脉歇止难复，又主痛症、七情惊恐、跌仆损伤。

（四）数脉类

1. 数脉

脉象特征：脉来急促，一息5～6至（图12-9）。

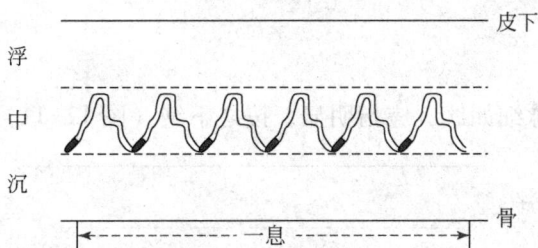

图12-9 数脉模式图

临床意义：主热证，亦主虚证。因热迫血妄行，故脉数。凡外感发热、胃热、肠热、肺痈、肠痈、疮疡，或阴虚火旺等均可见数脉。

主虚证，精血耗损，元气亏虚，脉来虚数。多见于虚劳日久之人。

2. 动脉

脉象特征：脉动如豆，见于关部。

临床意义：多见于惊恐、疼痛。

3. 促脉

脉象特征：数而一止，止无定数。

临床意义：主阳盛热实。邪热内盛，壅滞脉道，脉行不利。

4. 疾脉

脉象特征：一息七至以上（图12-10）。

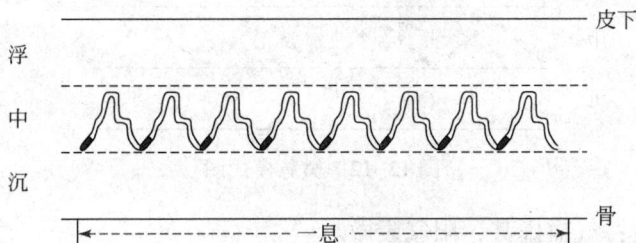

图12-10 疾脉模式图

临床意义：多见于阳亢无制、真阴垂绝之候。为虚弱，阳气将绝之征。

注意："室上性心动过速"，其心率可达 160 次/分以上，但不属于危症或死症。

（五）虚脉类

1. 虚脉

脉象特征：举之无力，按之空豁，应指松软，是一切无力脉的总称。

临床意义：主虚证。血虚不能充盈，气虚不敛而外张，可见于久病虚劳、伤暑气阴两伤等。

2. 细脉

脉象特征：脉细如线，应指明显，按之不绝（图 12-11）。

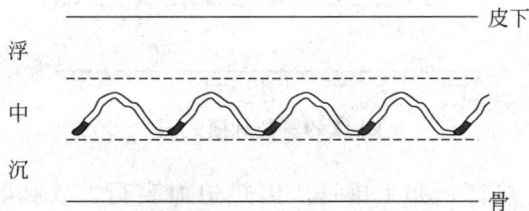

图 12-11　细脉模式图

临床意义：主气血两虚，诸虚劳损。气血不足，不能充盈脉道，则脉来细而无力。

凡久病气血亏耗，年迈体弱，失血，盗汗，自汗，阳虚畏寒，虚胀，泄泻等均可见。脾虚湿盛或感受湿邪，湿邪阻碍脉道，故脉细。

凡湿邪伤人，或内困脾胃，或留滞经络，常可见到细脉。

3. 微脉

脉象特征：极细极软，按之欲绝，若有若无（图 12-12）。

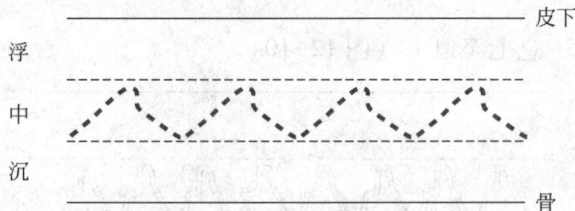

图 12-12　微脉模式图

临床意义：气血虚甚，阳气衰微。

脉理：正气将绝，鼓动无力，故脉微欲绝。

4. 短脉

脉象特征：只现于关部，他部不显。

临床意义：短主气病，有力为气郁，无力为气损。

脉理：气郁不能伸展，气虚不能鼓动，故脉短。

（六）实脉类

1. 实脉

脉象特征：应指幅幅，举按皆然，是一切有力脉的总称（图 12-13）。

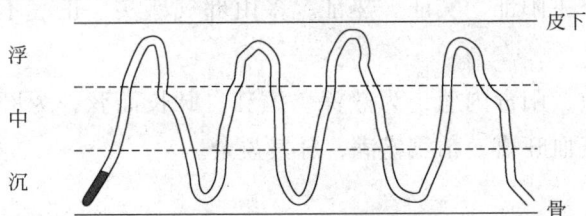

图 12-13　实脉模式图

临床意义：主实证。邪盛正实，正邪相搏，气血涌盛于脉道，故脉实。可见邪气有余，阳热内郁所致的高热谵语、腑实便坚、三焦火盛、食滞胁痛等。

2. 滑脉

脉象特征：往来流利，如盘走珠，应指圆滑（图 12-14）。

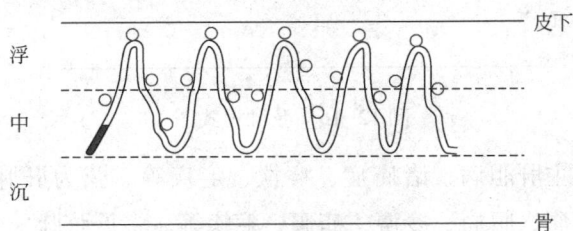

图 12-14　滑脉模式图

临床意义：主痰饮、食滞、实热诸证。

主痰饮：痰饮为阴滑之物，痰湿聚于体内，使脉内阴液增加，血流如粒而现滑象。

主食滞：宿食化热，气实血壅。

主实热：正盛邪实，气血壅盛。

生理情况下，主妇人的孕脉，气血充盛；见于正常人，滑缓为平人之常，多见于青壮年，尤以女性明显。

3. 长脉

脉象特征：脉体较长，超过寸、关、尺（图 12-15）。

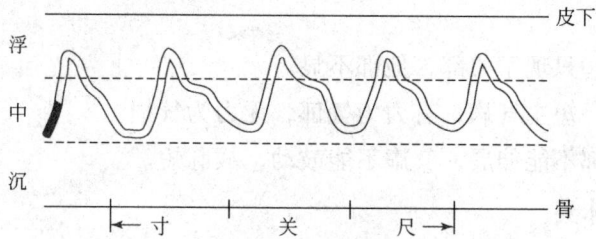

图 12-15　长脉模式图

临床意义：主阳证、实证、热证。多由邪气盛实，正气不衰，邪正搏击所致。

脉长而洪数，阳毒内蕴，为热深、癫狂。脉长而弦，为肝气上逆，气滞化火。正常人气血旺盛，精气盛满，脉气盈余。

4. 弦脉

脉象特征：端直以长，如按琴弦（图 12-16）。

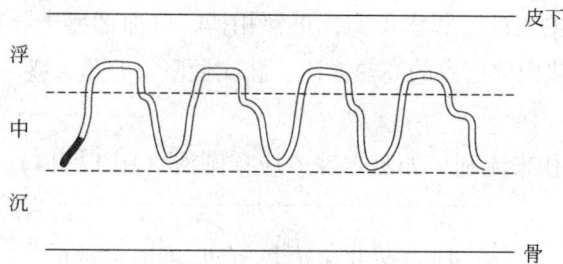

图 12-16　弦脉模式图

临床意义：主肝胆病、诸痛症、痰饮、疟疾等。弦为肝脉，为气机不畅之象。凡肝气胁痛、腹痛、冷痹、疝瘕、疟疾等，多见弦脉。

5. 紧脉

脉象特征：脉形紧急，如牵绳转索（图 12-17）。

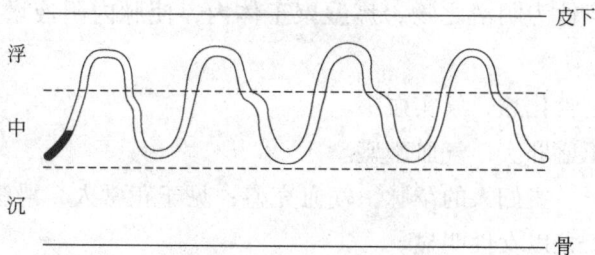

图 12-17　紧脉模式图

临床意义：主寒证、痛证、宿食。

脉理：寒主收引，脉管内缩故紧，多见于寒邪内侵引起的伤寒发热、头痛咳嗽心腹痛或胀满，呕吐泻利，阴疝疝癖等。

六、相兼脉的主病规律

1. 概念

两种以上的脉同时出现称为相兼脉。

2. 成因

正气有盛衰，邪气常兼夹脉的位、数、形、势、律。

3. 主病

各脉所主病之总和。

浮数脉，浮（表）+数（热），表热证。

沉数，里热。

弦数，肝郁化火。

滑数，痰热。

七、真脏脉

真脏脉是在疾病危重期出现的无胃、无种、无根的脉象。病情深重，胃气衰败，真脏脉现，又称为"怪脉""死脉"。

1. 无胃之脉

弦硬不柔，如循刀刃。如偃刀脉、弹石脉。

2. 无根之脉

浮大无根，按之消失。如釜沸脉、鱼翔脉、虾游脉。

3. 无神之脉

脉率无序，脉形散乱。如雀啄脉、屋漏脉、解索脉。

八、脉证顺逆与从舍

1. 脉证的顺逆

（1）脉证相符：脉与证相应为顺，如证热脉数等。

（2）脉证不符：脉与证相应为逆，如证热脉迟等。

2. 脉证的从舍

常用于辨别寒热、虚实的真假。

（1）证真脉假——舍脉从证。如腹痛，便秘，舌红苔黄，为胃肠燥热证。脉仅沉迟，为热结胃肠、脉道不通所致。

（2）证假脉真——舍证从脉。如四肢厥冷，伴身热烦渴舌红，为假寒之象。而脉洪数，为热闭于内、格阴于外所致。

九、脉诊的意义

辨别病情，阐述病机，指导治疗，推断预后。

第二节 按 诊

一、按诊的方法及注意事项

1. 按诊的方法

按诊的方法即触、摸、按、叩。

2. 注意事项

态度认真，举止大方，遵守医德；

手法轻柔，熟练敏捷，避免刺激；

先轻后重，由浅入深，密切观察。

二、按诊的内容

（一）按胸胁

1. 按胸部

虚里（心尖搏动处）。

正常——动而不紧，缓而不急。

异常——微弱，则为宗气虚；其动应衣，则为宗气外泄。

2. 按胁下

叩按胸侧腋下至肋弓部位，并中上腹部向肋弓方向。

胁痛喜按，胁下按之空虚无力——肝虚。

胁下肿块，刺痛拒按——气滞血瘀。

（二）按脘腹（胃脘、腹部）

1. 按胃脘

按之软，喜按——无形之气虚。

按之软，不喜按——无形之气滞。

按之硬满不适，无痛感——有形之邪阻（痰、饮、水湿）。

按之硬满而痛——有形之邪与寒热相搏（痰热、水热互结食滞、瘀血）。

2. 按大腹

按之充实，痛而拒按，叩之浊音——实证。

按之空虚，痛而喜按，叩之空声——实证。

辨臌胀：气臌——叩之如鼓，拍之无波动感；水臌——叩之声浊，拍之有液波感。

辨积聚包块：按之有定形位置，固定不移——积，病属血分；按之无定形，聚散不定——聚，病属气分。

按之充实，痛而拒按，叩之浊音——实证。

按之空虚，痛而喜按，叩之空声——虚证。

（三）按肌肤

1. 辨寒热

肌肤热而喜冷——阳证、热证。

肌肤冷而喜温——阴证、寒证。

2. 察润燥

肌肤湿润——汗出或津液未伤。

肌肤干燥——无汗或津液已伤。

3. 诊肿胀

水肿——按之凹陷不起。

气肿——按之凹陷，随之而起者。

4. 审痈疡

阴证——按之肿硬不热，根盘平塌漫肿。

阳证——按之高肿灼手，根盘紧缩。

（四）按手足

1. 辨手足冷热

俱冷——阳虚或阴盛。

俱热——阴虚或阳盛。

2. 辨手掌冷热

手足心热——内伤发热。

麻疹患儿，中指尖独冷——发疹之兆。

（五）按腧穴

对病位判断具有一定意义。

肺病：中府、肺俞、太渊。

肝病：期门、肝俞、太冲。

胃病：胃俞、足三里。

肠痈：右下腹压痛，阑尾穴压痛。

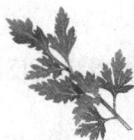

第十三章 八纲辨证

第一节 表里辨证

1. 概念

表里是辨别病位外内浅深的一对纲领。

2. 表里辨证的相对性与狭义性

表里的相对性：表——体表、腑、经络。

里——内脏、脏、脏腑。

表里的狭义性：表——身体的皮毛、肌腠、经络。

里——脏腑、骨髓。

3. 表里辨证的意义

表证：邪浅病轻；表证入里，则病进。

里证：邪盛病重；里证出表，则病退。

一、表证（外感病的初期阶段）

1. 概念

表证是指六淫邪气经皮毛、口鼻侵入时所产生的证候。

2. 临床表现

主症：发热恶寒，头身疼痛，舌苔薄白，脉浮。

兼症：鼻塞，流清涕，咽喉痒痛，咳嗽等。

3. 特点

起病急，病势轻，病程较短。

4. 分类

表寒证，伤风表证，表热证。

二、里证（外感病的中后期阶段和内伤杂病）

1. 概念

里证是泛指病变部位在内，由脏腑、气血、骨髓等受病所反映的证候。

2. 成因

表邪失治，内传入里；外邪直中，侵犯脏腑；七情、饮食、劳倦等。

3. 临床表现

壮热或潮热，不恶寒反恶热，口渴烦躁，腹胀腹痛，呕恶，大便干结，小便短赤，或神昏谵语，舌红苔黄厚，脉洪数或沉数有力。

4. 特点

以脏腑症状为主，起病可急可缓，病情较重，病程较长。

5. 转归

表证入里，里证出表。

三、半表半里证

1. 概念

外邪由表内传而尚未入里，里邪透表而尚未达表，邪正相搏于表里之间的证候，亦称少阳证。

2. 临床表现

简称"七大症"：往来寒热，胸胁苦满或疼痛，心烦欲呕，不欲食，口苦咽干，目眩，脉弦。

四、表里证的鉴别要点

主要是审察其寒热、舌象、脉象等变化（表13-1）。

表13-1 表里证的鉴别要点

诊察项目	表 证	里 证
寒热	发热恶寒同时并见	但寒不热，或但热不寒
舌象	舌少变化	舌多变化
脉象	脉浮	脉沉

第二节 寒热辨证

寒热是辨别疾病性质的一对纲领。

一、寒证

1. 概念
寒证是疾病的本质属于寒性的证候。

外寒：寒邪入侵肌表所致——表寒。

内寒：寒邪直中脏腑——实寒。

自身阳虚——虚寒。

2. 成因
外感寒邪或饮食生冷，或内伤久病，阳气受损。

3. 临床表现
冷、淡、润、稀、静（表13-2）。

表13-2 寒证的临床表现

临床表现	症状
冷	恶寒、喜暖、肢冷
淡	面色㿠白、舌淡苔白
润	口淡不渴、苔润
稀	痰涎涕清稀、小便清长、大便稀溏
静	蜷卧
脉	迟或紧

二、热证

1. 概念
热证是疾病的本质属于热性的证候。

2. 成因

表热：外感阳热之邪。

里热：外邪入里化热；气郁化火，食积化火，久病伤阴，房劳阴精耗损。

3. 临床表现

热、赤、燥、稠、动（表13-3）。

表13-3　热证的临床表现

临床表现	症状
热	恶热喜冷、喜冷饮
赤	面红目赤、舌红苔黄
燥	口渴、苔干燥
稠	痰涕黄稠、小便短赤、大便干结
动	烦躁不宁
脉	数

三、寒证与热证的鉴别（表13-4）

表13-4　寒证与热证的鉴别

诊察项目	寒热喜恶	口渴	面色	四肢	神态	二便	舌象	脉象
寒证	恶寒喜暖	不渴	白	冷	蜷卧	大便稀溏 小便清长	舌淡苔白润	迟或紧
热证	恶热喜冷	渴喜冷饮	红	热	躁动	大便秘结 小便短赤	舌红苔黄干	数或滑

第三节　虚实辨证

虚实是辨别邪正盛衰的一对纲领。

一、虚证（精气夺则虚）

1. 概念

虚证是对人体正气虚弱各种临床表现的病理概括。

2. 成因

先天不足，后天失调。

3. 特点

起病慢，久病，病势缓，体质虚弱。

4. 临床表现

面色苍白或萎黄，精神萎靡，身疲乏力，心悸气短，形寒肢冷或五心烦热，自汗盗汗，大便滑脱，小便失禁，舌上无苔，脉虚无力等。

二、实证（邪气盛则实）

1. 概念

实证是对人体感受外邪，或体内病理产物蓄积而产生的各种临床表现的概括。

2. 成因

实证外邪入侵人体，病理产物堆积（痰饮、水湿、瘀血等）。

3. 特点

实证新起，暴病，病情剧烈，体质壮实。

4. 临床表现

发热，腹胀痛拒按，胸闷烦躁，甚至神昏谵语，呼吸喘粗，痰涎壅盛，大便秘结，小便不利，脉实有力，舌苔厚腻等。

三、虚证和实证的鉴别（表13-5）

表13-5　虚证和实证的鉴别

诊察项目	病程	体质	精神	声息	疼痛	舌象脉象	胸胁胀满	发热恶寒
虚证	长	多虚	萎靡	声低息微	喜按	质嫩苔少，无力	按之不痛 胀满时减	长期低热，畏寒
实证	短	多壮	亢奋	声高息粗	拒按	苍老苔厚腻，有力	按之疼痛 胀满不减	蒸蒸壮热，恶寒

第四节 阴 阳 辨 证

> 阴阳是八纲辨证的总纲领。
> 阳证——表、热、实。
> 阴证——里、寒、虚。

一、阴证与阳证

（一）阴证

1. 概念

凡符合"阴"的一般属性的证候，称为阴证。

2. 临床表现

面色暗淡，精神委顿，身重蜷卧，形寒肢冷，倦怠无力，语声低怯，纳差，口淡不渴，大便溏薄，小便清长，舌淡胖嫩，脉沉迟或弱或细涩。

（二）阳证

1. 概念

凡符合"阳"的一般属性的证候，称为阳证。

2. 临床表现

面色红，发热，肌肤灼热，烦躁不安，声高气粗，口干渴饮，大便秘结，舌质红，苔黄黑甚起刺，脉洪大数滑实。

二、真阴不足与真阳不足

1. 真阴不足

虚火上炎，面白颧赤，唇若涂丹，口燥，咽干心烦，头晕眼花，耳鸣，腰腿酸软无力，骨蒸盗汗，噩梦遗精，二便秘结，手足心热，舌红少苔，脉数无力等。

2. 真阳不足

面白㿠白，唇舌色淡，喘咳身肿，自汗，头眩，水欲食，腹大胫肿，肌冷便溏，或五更泄泻，阳痿精冷，两足痿弱，脉大无力等。

三、亡阳证与亡阴证

（一）亡阳证

1. 概念

亡阳证是指体内阳气极度衰微而表现出阳气欲脱的危重证候。

2. 成因

大汗、大失血等亡阳，久病阳气衰微。

3. 临床表现

冷汗淋漓，汗质稀淡，神情淡漠，肌肤不温，手足厥冷，呼吸气微，面色苍白，舌淡而润，脉微欲绝等。

（二）亡阴证

1. 概念

亡阴证是指体液大量耗损，阴液严重亏乏而表现出的危重证候。

2. 成因

壮热耗津、大吐大泻、严重烧伤等。

3. 临床表现

汗热味咸而黏，如珠如油，身灼肢温，虚烦躁扰，口渴欲饮，皮肤皱瘪，小便极少，面色赤，唇舌干燥，脉细数疾等。

（三）亡阴证与亡阳证的鉴别（表13-6）

表13-6　亡阴证与亡阳证的鉴别

比较内容	亡阳证	亡阴证
汗	热汗味咸	冷汗味淡
面色	面赤身热	面色苍白
四肢	温	凉
神识	不安	淡漠
脉象	细数疾	微欲绝

第五节 八纲证候间的关系

一、证候相兼

八纲中的八类证候不是孤立的，而是从不同的角度对证候的描述。

（一）表里与寒热虚实

1. 表里与寒热虚实的关系

表寒证：恶寒重，发热轻，鼻塞，流清涕。

表热证：恶寒轻，发热重，咽痛，咳黄痰。

表虚证：恶风发热，有汗，脉浮缓而无力。

表实证：恶寒发热，无汗，喘甚，身疼痛。

2. 表里与寒热虚实的关系

里寒证：面白，腹部冷痛，喜温，小便清长。

里热证：面红，口干苦，喜冷，小便短赤。

里虚证：气短神疲，腹痛喜按，食少便溏。

里实证：声高气粗，腹痛拒按，胀满便闭。

（二）寒热与虚实的关系

1. 寒热与虚实的关系

虚寒证：面色㿠白，肢冷畏寒，下利清谷，舌淡白胖大，脉弱。

实寒证：面色苍白，肢冷恶寒，腹部冷痛，舌淡苔白，脉紧。

虚热证：潮热，盗汗，消瘦，五心烦热，咽干口燥少饮，舌红少苔，脉细数

实热证：壮热，烦渴喜饮，神昏谵狂，便秘，舌红苔黄厚而干燥，脉洪数或滑数。

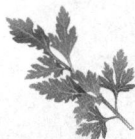

第十四章　脏腑辨证

重点概述

1. 概念　根据中医的脏腑功能，结合四诊及八纲的分析，来确定疾病的具体部位。

2. 临床意义　是临床各科的重要基础，在中医学的辨证体系中占有重要地位。

3. 主要内容　脏病辨证，腑病辨证，脏腑兼证。

第一节　心与小肠病辨证

心与小肠病的主要症状

心区：心痛、胸闷、心悸、怔忡。

主神明：心烦、失眠、多梦、狂乱、神昏谵语。

开窍于舌：口舌生疮。

移热于小肠：小便赤涩灼痛、尿血。

一、心气虚证、心阳虚与心阳暴脱证

（一）心气虚证

1. 概念

是心气不足、鼓动无力表现的证候。

2. 成因

久病体弱，年老气衰。

3. 临床表现

气虚证+心动无力症。

气虚——气短懒言，神疲乏力，自汗。

心——胸闷，心悸，怔忡，失眠，多梦。

舌脉——舌淡、苔白，脉弱。

（二）心阳虚证

1. 概念

心阳虚证是心阳虚，温运无力，虚寒内生所表现的证候。

2. 成因

由心气虚进一步发展而成。

3. 临床表现

阳虚+心失温养。

阳虚——形寒肢冷，面色㿠白或面唇青紫。

心——心悸怔忡，心胸憋闷。

舌脉——舌质淡胖，脉弱。

（三）心阳暴脱证

1. 概念

心阳暴脱证是心阳衰极，阳气暴脱所表现的亡阳证候。

2. 成因

本证是在心阳虚衰的基础上发展而来。

3. 临床表现

亡阳证+心衰。

亡阳——冷汗淋漓，四肢厥冷，呼吸微弱。

心——胸痛暴作，面唇青灰，甚或神志模糊，昏迷。

舌脉——舌淡或淡紫，脉微细欲绝。

二、心血虚证与心阴虚证

（一）心血虚证

1. 概念

心血虚证是心血不足、心失濡养所表现的证候。

2. 成因

久病耗伤阴血，劳神过度，心血暗耗。

3. 临床表现

血虚证+心失濡养。

血虚——面白无华或萎黄，唇淡白，头晕目眩，脉细无力。

心——心悸，失眠，多梦。

（二）心阴虚证

1. 概念

心阴虚证是心阴亏虚，虚热内扰表现的证候。

2. 成因

劳神太过，心阴暗耗热病伤及心阴。

3. 临床表现

阴虚证+心失所养。

阴虚——潮热，盗汗，两颧发红，舌红少苔，脉细数。

心——心悸，失眠，多梦。

三、心火亢盛证

1. 概念

心火亢盛证是指心火内炽表现的实热证候。

2. 成因

外邪入里化火，情志抑郁化火。

3. 临床表现

火热证+心与小肠症状。

实火——面赤口渴，身热，便秘溲赤，苔黄，脉数。

心——心烦，失眠，甚则狂躁谵语，口舌生疮，或舌尖红赤生芒刺。

移热于小肠——小便赤、涩、灼痛。

四、心脉痹阻证

1. 概念

心脉痹阻证是多种因素导致心脉闭塞不通所表现的证候。

2. 成因

年高体弱，久病正虚。

3. 临床表现

心悸怔忡，心胸憋闷作痛，痛引肩背或内臂，时作时止。

瘀血内阻——痛如针刺，舌紫暗或有瘀点，脉细涩。

痰浊停聚——闷痛甚，体胖痰多，身重困倦，舌苔白腻，脉沉滑。

阴寒凝滞——突发剧痛，得温痛减，畏寒肢冷，舌淡苔白，脉沉迟或沉紧。

气机郁滞——胀痛，发作常与精神因素有关，舌淡红，苔薄白，脉弦。

五、痰迷心窍证

1. 概念

痰迷心窍证是指痰浊蒙闭心神所致的以神志失常为主要表现的证候。

2. 成因

情志不遂，气郁生痰；湿浊酿痰。

3. 临床表现

湿痰证+精神异常（癫、狂）。

湿痰——面色晦滞，脘闷恶心，舌苔白腻。

癫证——精神抑郁，喃喃自语。

痫证——突然昏仆，口吐涎沫，喉中痰鸣。

六、痰火扰心证

1. 概念

痰火扰心证指痰火内盛，扰乱心神的证候。

2. 成因

七情郁结，气郁化火；灼津为痰，上蒙心窍。

3. 临床表现

痰火证+狂证。

痰火——发热气粗，面红目赤，喉间痰鸣，痰黄稠，舌苔黄腻，脉滑数。

狂证——躁动，打人毁物，力逾常人。

七、小肠实热证

1. 概念

小肠实热证是指小肠经的实火证。

2. 成因

心热下移，感受暑热。

3. 临床表现

实火证+小肠与心经热

实火——面赤口渴；舌红苔黄，脉数实。

小肠热——小便灼热涩痛，甚至尿血。

心热——口舌生疮，溃烂灼痛。

第二节　肺与大肠病辨证

> **肺与大肠病的主要症状**
>
> 主气，司呼吸：咳嗽，气喘。
>
> 主宣发、肃降：鼻塞。
>
> 主通调水道：水肿。
>
> 外合皮毛：外感病初期，皮肤病。
>
> 大肠：便秘，泄泻，腹痛，里急后重。

一、肺气虚证

1. 概念

肺气虚证是肺气虚弱，卫气不固所表现的证候。

2. 成因

久病咳喘，脾虚土不生金。

3. 临床表现

气虚证——面色淡白，少气懒言，神疲乏力。

肺气虚——咳喘无力，短气，咳痰清稀，语声低怯，或自汗恶风易感冒。

舌脉——舌淡苔白，脉弱。

二、肺阴虚证

1. 概念

肺阴虚证是指肺阴不足，虚热内生所表现的证候。

2. 成因

久咳伤阴，痨虫蚀肺，热病后期伤阴。

3. 临床表现

阴虚——口燥咽干，形体消瘦，五心烦热，潮热盗汗，颧红。

肺虚热证——干咳少痰或痰少而黏，甚痰中带血，声音嘶哑。

舌脉——舌红少津，脉细数。

三、风寒束肺证

1. 概念

风寒束肺证是风寒外袭，肺卫失宣表现的证候。

2. 成因

外感风寒。

3. 临床表现

风寒表证——恶寒发热，鼻塞流清涕，身痛无汗，舌苔薄白，脉浮紧。

肺气失宣——咳嗽，咯痰色白清稀，喉痒不适。

四、寒邪客肺证

1. 概念

寒邪客肺证是指寒邪客于肺所表现的证候。

2. 成因

由肺气虚发展而来，年老体弱，阳气耗伤。

3. 临床表现

寒证——形寒肢冷，或面浮肢肿。

肺气上逆——咳喘无力，痰白清稀量多如泡沫，胸闷。

舌脉——舌淡苔白滑，脉迟缓。

五、痰湿阻肺证

1. 概念

痰湿阻肺证是指寒痰湿阻滞于肺所表现的证候。

2. 成因

寒湿外邪侵袭于肺，中阳不振，寒从内生，聚湿生痰。

3. 临床表现

湿痰证——痰多色白易咯。

肺气失宣——咳嗽，气喘，胸闷。

舌脉——舌质淡苔白腻，脉滑。

六、风热犯肺证

1. 概念
风热外袭，肺卫失宣所表现的证候。

2. 成因
外感风热。

3. 临床表现
风热表证——发热微恶风寒，头痛肢酸，鼻塞流浊涕，口干咽痛。

肺失宣降——咳嗽，咯痰黄稠。

舌脉——舌尖红苔薄黄，脉浮数。

七、热邪壅肺证

1. 概念
热邪壅肺证是邪热壅肺，肺失宣降所表现的证候。

2. 成因
表邪不解，入里（肺）化热。

3. 临床表现
里热实证——发热，口渴，烦躁不安，小便短赤，大便秘结。

肺失清肃——咳嗽，气喘，痰黄，鼻扇胸痛甚，吐痰血腥臭痰。

舌脉——舌红苔黄，脉洪数有力。

八、燥邪犯肺证

1. 概念
燥邪犯肺证是燥邪外袭，肺失清润表现的证候。

2. 成因
秋季外感燥邪。

3. 临床表现
外燥证——唇、舌、鼻、咽干燥，尿少便干，轻微发热恶寒，头身酸痛。

肺阴虚证——干咳无痰，或痰少难咯，甚则痰中带血。

舌脉——舌尖红苔薄而干，脉浮细。

九、大肠湿热证

1. 概念

大肠湿热证是湿热蕴结大肠所表现的证候。

2. 成因

暑湿之邪外侵，饮食不洁，湿热内生。

3. 临床表现

湿热证——发热，小便短赤，舌红苔黄腻，脉滑数。

大肠传导失司——下痢脓血黏液便，或暴注下迫黄褐臭秽稀便，腹痛，里急后重，肛门灼热。

十、大肠液亏证

1. 概念

大肠液亏证是大肠津亏，肠失濡润所表现的证候。

2. 成因

年老阴血不足，高热、吐泻伤阴，产后失血。

3. 临床表现

津亏证——口燥咽干，舌红少苔或黄燥，脉细涩。

大肠燥结——大便干结难解，数日一行，伴口臭，嗳气，腹胀。

第三节　脾与胃病辨证

> **脾与胃病的主要症状**
>
> 运化失常：食少纳呆，腹胀，浮肿便溏，湿聚生痰。
>
> 清气不升：头晕，神疲。
>
> 失于统血：慢性出血。
>
> 四肢失充：肌肉瘦弱无力。
>
> 胃失和降：嗳气、恶心、呕吐、呃逆等。

一、脾气虚证

1. 概念

脾气虚证是脾（胃）气不足，运化失健所表现的证候。

2. 成因

饮食不节，劳累过度，思虑伤脾，久病耗气。

3. 临床表现

气虚证——少气懒言，神疲乏力。

运化失司——腹胀纳呆，便溏，面色萎黄，形体消瘦，面色㿠白，形体肥胖。

舌脉——舌淡苔白，脉缓弱。

二、脾阳虚证

1. 概念

脾阳虚衰，阴寒内盛所表现的证候。

2. 成因

脾气虚进一步发展而来。过食生冷，过食寒凉；寒凉药太过，损伤脾阳；肾阳不足，不能温煦脾阳。

3. 临床表现

阳虚证——形寒肢冷，四肢不温，面白，口淡不渴。

脾虚证——腹部冷疼，喜温喜按，大便稀溏，或肢体浮肿，小便不利，或带下量多而清稀色白。

舌脉——舌质淡胖或有齿痕，苔白滑，脉沉迟无力。

三、中气下陷证

1. 概念

中气下陷证是脾气亏虚，升举无力反而下陷的证候。

2. 成因

多由脾气虚进一步发展而致。

3. 临床表现

脾气虚证+脏器下垂。

脾气虚证——腹胀纳少，神疲，四肢乏力，头目眩晕，面白无华；舌淡苔白，脉缓弱。

气陷证——脘腹坠胀，或便意频频，或久泄不止，精微物下泻，小便浑浊如米泔。

脏器下垂——子宫、胃、肝、肾、直肠等下垂。

四、脾不统血证

1. 概念

脾不统血证是脾气亏虚不能统摄血液所表现的证候。

2. 成因

久病脾虚，劳倦伤脾。

3. 临床表现

脾虚证——面色萎黄或苍白，食少便溏。

出血症状——便血，尿血，肌衄，齿衄，崩漏。

舌脉——舌淡，脉细无力。

五、脾阴虚证

1. 概念

脾阴虚证是指脾阴不足，健运失调所表现的证候。

2. 成因

过食辛辣，热病伤阴。

3. 临床表现

阴虚证+脾失运化。

阴虚证——五心烦热，口燥唇干。

脾失运化——脾胀，不思食，大便干结。

舌脉——舌红少苔，脉细数或细涩。

六、寒湿困脾证

1. 概念

寒湿困脾证是寒湿内盛，中阳受困所表现的证候。

2. 成因

过食生冷，久居潮湿，寒湿内生，嗜食肥甘，湿浊内生。

3. 临床表现

寒湿证——头身困重，面色晦暗，泛恶欲吐。

脾失健运——脘腹胀痞闷胀痛，食少便溏。

舌脉——舌淡，苔白腻，脉濡缓。

七、湿热蕴脾证

1. 概念

湿热蕴脾证是湿热内蕴中焦，脾主运化功能受困所表现的证候。

2. 成因

感受湿热，嗜食辛热肥甘、嗜酒，寒湿蕴久化热。

3. 临床表现

湿热证+脾运受困。

湿热证——身热不扬，汗出不畅，身目鲜黄，或皮肤发痒。

脾运受困——脘腹痞闷，纳呆呕恶，大便不爽，肢体困重，渴不多饮。

舌脉——舌红少津，脉细数。

八、胃阴虚证

1. 概念

胃阴虚证是指胃阴不足，胃失濡养所表现的证候。

2. 成因

热病后期，胃阴劫伤；呕吐过频，过用辛燥；肝郁化火，灼伤胃阴。

3. 临床表现

胃部症状——胃脘隐痛，饥不欲食，干呕，嘈杂，呃逆。

阴虚证——口燥咽干，大便干结，小便短少。

舌脉——舌苔厚腻，脉滑。

九、食滞胃脘证

1. 概念

食滞胃脘证指饮食停滞胃肠所表现的证候。

2. 成因

饮食不节，暴饮暴食。

3. 临床表现

胃脘痛+食滞证。

胃脘痛——胃脘胀闷，甚则攻撑作痛，拒按，吐后痛减。

食滞证——嗳腐吞酸，厌食，泻下不爽，便如败卵，或大便秘结。

舌脉——舌苔厚腻，脉滑或沉实。

十、胃寒证

1. 概念

胃寒证是寒邪犯胃，胃气凝滞，胃失和降所表现的证候。

2. 成因

乘凉饮冷，腹部受寒；嗜食生冷，胃阳受损。

3. 临床表现

胃脘疼痛——胃脘冷痛，甚为剧痛，得温痛减，恶心呕吐，呃逆嗳气。

寒证——口淡不渴，畏寒肢冷。

舌脉——舌质淡白苔白滑，脉沉紧或弦。

十一、胃热证

1. 概念

胃热证是指胃中火热炽盛所表现的证候。

2. 成因

过食辛辣，食积化火；情志不遂，气郁化火。

3. 临床表现

胃脘痛+热象。

胃脘痛——胃脘灼痛，拒按，消谷善饥，或口臭，牙龈肿痛，溃烂。

热象——大便秘结，小便短黄。

舌脉——舌红苔黄，脉滑数。

第四节　肝与胆病辨证

肝胆病的常见症状

肝区：胁肋胀痛。

主情志：烦躁易怒。

主筋：抽搐，震颤。

冲任失调：月经病。

开窍于目：目疾。

经脉所过：睾丸胀痛。

胆病：口苦，黄疸，惊悸。

一、肝血虚证

1. 概念

肝血虚证是因肝血亏虚而相关组织器官失养所表现的证候。

2. 成因

失血，久病营血亏虚；肾精亏虚，精不化血；脾胃虚弱，化源不足。

3. 临床表现

血虚证——面白无华，头晕目眩，爪甲不荣；视物模糊，夜盲；经量少，色淡。

筋脉失养——肢体麻木，关节拘急，手足震颤，肌肉瞤动。

舌脉——舌淡，脉细。

二、肝阴虚证

1. 概念

肝阴虚证是肝之阴液亏虚，虚热内扰所表现的证候。

2. 成因

气郁化火，火灼肝阴；温热病后期，耗伤肝阴；肾阴不足，水不涵木。

3. 临床表现

阴虚证+肝失所养。

阴虚证——潮热盗汗，五心烦热，面部烘热，或颧红，口咽干燥。

肝失养——两目干涩，视力减退；手足蠕动，胸胁隐隐灼痛。

舌脉——舌红少津，脉弦细而数。

三、肝气郁结证

1. 概念

肝气郁结证是肝的疏泄功能异常，气机郁滞所表现的证候。

2. 成因

情志抑郁不遂，突然精神刺激。

3. 临床表现

气滞证——胸胁或少腹胀痛。

肝气不疏——情志抑郁，善太息。

气郁痰凝——咽喉异物感，或瘿瘤。

气结——癥块，时聚时散。

妇科——乳房胀痛，月经不调。

舌脉——舌苔薄白，脉弦。

四、肝火上炎证

1. 概念

肝火上炎证是指火热炽盛，内扰于肝，气火上逆所表现的证候。

2. 成因

情志不遂，气郁化火；火热之邪内侵累及于肝。

3. 临床表现

实火——面红目赤，口苦口干，吐血、衄血，大便秘结，小便短黄。

肝经症状 —— 急躁易怒，头晕胀痛，痛势剧，胁胁灼痛，耳鸣如潮。

舌脉——舌质红，苔黄，脉弦数。

五、肝阳上亢证

1. 概念

肝阳上亢证是指肝肾阴亏，肝阳偏亢所表现的证候。

2. 成因

伤精失血，阴液亏耗；年高阴亏，肝肾不足。

3. 临床表现

标实——头目胀痛，眩晕耳鸣，面红目赤，急躁易怒。

本虚——腰膝酸软，头重脚轻，失眠多梦。

舌脉——舌红少津，脉弦劲。

六、肝风内动证

（一）总述

1. 概念

肝风内动证是指肝阴亏虚，肝阳亢动而出现的眩晕、抽搐、颤动等有动摇特点的证候。

2. 成因

肝肾阴亏，阴不制阳；邪热炽盛，引动肝风；热病后期，肝阴未复；营血亏虚，筋脉失养。

（二）分类

1. 肝阳化风证

（1）概念：肾水不足，不能涵养肝木，而使肝阳亢动所产生的证候。

（2）临床表现

肝阳上亢——眩晕，头摇头痛，肢颤。

内风证——突然倒地，口眼歪斜，半身不遂。

舌脉——舌强不语，脉弦劲。

2. 热极生风证

（1）成因：高热伤津。

（2）临床表现

实热证——高热神昏，躁扰如狂。

内风证——四肢抽搐，颈项强直，角弓反张，两目上视，牙关紧闭。

舌脉——舌红绛苔黄燥，脉弦数。

3. 阴虚动风证

（1）成因：热病后期，肝肾阴液耗损未复。

（2）临床表现

虚热——潮热盗汗，颧红咽干，形体消瘦。

阳亢——眩晕耳鸣，头痛。

筋脉失养——手足蠕动。

舌脉——舌红少苔，脉细数。

4. 血虚生风证

（1）成因：慢性失血或生血不足。

（2）临床表现

血虚证——面白无华，爪甲不荣，眩晕耳鸣，视物模糊；舌淡苔白，脉细。

筋脉失养——手足震颤，肌肉瞤动，肢体麻木，关节拘急不利。

七、寒滞肝脉证

1. 概念

寒滞肝脉证是指寒邪凝滞肝脉所表现的证候。

2. 成因

外寒侵袭肝脉。

3. 临床表现

外寒证+肝经寒证。

肝经寒证——少腹牵引睾丸坠胀冷痛，或阴囊收缩引痛，得热则缓，或巅顶冷痛，干呕。

舌脉——舌苔白润，脉沉弦或迟。

八、肝胆湿热证

1. 概念

肝胆湿热证是指湿热蕴结肝胆所表现的证候。

2. 成因

感受湿热邪；嗜食肥甘及饮酒；脾胃湿热，蕴结肝胆。

3. 临床表现

湿热证——纳呆腹胀，口苦，泛恶，大便不爽，小便短赤。

肝经湿热——胁肋灼痛或胀痛，目黄，寒热往来。

湿热下注——阴部瘙痒，或带下色黄秽臭。

舌脉——舌红苔黄腻，脉弦数或滑数。

九、胆郁痰扰证

1. 概念

胆郁痰扰证是指痰热内扰，胆失疏泄所表现的证候。

2. 成因

情志抑郁，痰郁化火。

3. 临床表现

痰热证+胆实证。

痰热证——口苦呕恶，头晕目眩耳鸣。

胆实证——惊悸不寐，烦躁不宁，失眠多梦。

舌脉——舌红，苔黄腻，脉弦滑。

第五节　肾与膀胱病辨证

肾病的主要症状

腰膝酸软或腰痛。

水肿（阴水）。

脱发、耳鸣、头晕、齿摇。

阳痿遗精、精少不育；宫寒不孕。

虚喘。

一、肾阳虚证

1. 概念

肾阳虚证是指肾阳不足，其温煦、生殖、气化功能下降所引起的一类虚寒证候。

2. 成因

久病伤肾，房劳伤肾，年高肾亏。

3. 临床表现

阳虚证——面色㿠白或黧黑，形寒肢冷，夜尿多，小便清长，五更泄泻。

男子：阳痿、早泄、精冷；女子：宫寒不孕。

肾亏——腰膝酸软。

舌脉——舌淡苔白，脉沉细无力，尺部尤甚。

二、肾阴虚证

1. 概念

肾阴虚证是指肾阴亏虚，虚火内生所表现的证候。

2. 成因

久病伤肾，热病后期伤阴。

3. 临床表现

阴虚证+肾虚。

阴虚证——五心烦热，潮热盗汗，或骨蒸发热，口咽干燥，形体消瘦。

肾虚——腰膝酸软，耳鸣。男子：遗精、早泄；女子：闭经或崩漏。

舌脉——舌红少津，少苔或无苔，脉细数。

三、肾精不足证

1. 概念

肾精不足证是由于肾精不足，以致生长发育迟缓、生殖功能低下及早衰所表现的证候。

2. 成因

先天禀赋不足，后天失于调养，久病伤肾，房劳伤肾。

3. 临床表现

发育迟缓+早衰。

小儿——身体矮小，囟门迟闭，智力低下，骨骼痿软，动作迟钝。

成人——男子精少不育，女子经闭不孕，性功能减退。

老人——早衰，耳鸣，健忘恍惚，两足痿软，发脱齿摇，神情呆钝。

舌脉——舌淡，脉细弱。

四、肾气不固证

1. 概念

肾气不固证是指肾的固摄功能失职所表现的证候。

2. 成因

年幼肾气未充,年高肾气亏虚。

3. 临床表现

肾气亏虚——腰膝酸软,神疲乏力,耳鸣失聪。

固摄失司——尿后余沥不尽,或遗尿,或夜尿频多,或小便失禁。男子:滑精,早泄;女子:滑胎。

舌脉——舌淡苔白,脉弱。

五、肾不纳气证

1. 概念

肾不纳气证是指肾气亏虚,纳气无权所表现的证候。

2. 成因

久病咳喘,肺虚及肾,年老肾亏。

3. 临床表现

肾虚+虚喘证。

虚喘证——咳喘无力,动则尤甚,呼多吸少,甚则冷汗淋漓,肢冷面青,脉浮大。

肾虚——腰膝酸软。

舌脉——舌淡苔白,脉弱。

六、膀胱湿热证

1. 概念

膀胱湿热证是湿热蕴结膀胱所表现的证候。

2. 成因

感受湿热,饮食不洁,湿热内生,湿热下注。

3. 临床表现

尿道症状+湿热证。

尿道症状——尿频急、刺痛,或尿血,或夹有砂石。

湿热证——发热,腰部胀痛或腹痛,尿黄。

舌脉——舌红,苔黄腻,脉滑数。

第六节　脏腑兼证辨证

概念：临床表现涉及到两个及两个以上脏腑的证候称之为脏腑兼证。

一、心肾不交证

1. 概念

心肾不交证是指由水火既济失调所表现出的证候。

2. 成因

思虑劳神太过，久病肾阴亏耗。

3. 临床表现

肾亏于下——腰膝酸软，遗精，口燥咽干，或五心烦热，潮热。

心火亢于上——心烦不寐，心悸，或口舌生疮。

舌脉——舌红，脉细数。

二、心脾两虚证

1. 概念

心脾两虚证是指由心血虚与脾气虚证同时出现的证候。

2. 成因

思虑过度，慢性失血，久病失养。

3. 临床表现

失眠证——浅睡眠，易醒。

气血虚证——面色萎黄或淡白无华，舌淡脉弱。

心——心悸。

脾——腹胀便溏。

三、心肝血虚证

1. 概念

心肝血虚证是指由心、肝两脏血虚所表现的证候。

2. 成因

思虑劳神,暗耗心血;失血过多,心肝失养。

3. 临床表现

血虚证+心肝失养。

血虚证——面白无华,头晕目眩,爪甲色淡。

心失养——心悸怔忡,失眠多梦。

肝失养——两目干涩,视物模糊,肢体麻木。

舌脉——舌淡苔白,脉细。

四、心肾阳虚证

1. 概念

心肾阳虚证是指由心肾阳气虚衰所表现的证候。

2. 成因

心阳虚衰,久病及肾;肾阳虚衰,水气凌心。

3. 临床表现

阴水证+心力衰竭。

心力衰竭——心悸怔忡,朦胧欲睡,唇甲青紫。

阴水证——肢体浮肿,尿少,畏寒,小便不利。

舌脉——舌淡暗或青紫,苔白滑,脉沉微细。

五、心肺气虚证

1. 概念

心肺气虚证是指由心、肺助气行血功能减弱所表现的证候。

2. 成因

久病咳喘,耗伤心肺之气;年高体弱,精气渐损。

3. 临床表现

气虚证+心肺功能减弱。

心——心悸,胸闷气短,动则尤甚。

肺——咳喘,不能平卧,痰液清稀。

舌脉——舌淡苔白,脉沉弱或结代。

六、脾肺气虚证

1. 概念

脾肺气虚证是指由脾、肺两脏气虚所表现的证候。

2. 成因

久病咳喘，肺虚及脾；脾气虚弱，土不生金。

3. 临床表现

气虚证+脾肺虚。

气虚证——少气懒言，神疲乏力，面白无华。

脾——食欲不振，腹胀便溏。

肺——咳喘无力，痰液清稀。

舌脉——舌淡苔白，脉缓弱。

七、脾肾阳虚证

1. 概念

脾肾阳虚证指由是脾肾两脏阳虚，温化失职的证候。

2. 成因

肾阳虚不能温养脾阳；久泻久痢，脾病及肾。

3. 临床表现

阳虚证+脾肾虚症状。

阳虚证——形寒肢冷，面色㿠白。

脾——腹部冷痛，久泻久痢或五更泄。

肾——腰膝酸软，小便不利，甚至面浮肢肿。

舌脉——舌淡胖苔白滑，脉沉迟无力。

八、肺肾阴虚证

1. 概念

肺肾阴虚证是指由肺、肾两脏阴液亏虚所表现的证候。

2. 成因

痨虫、久咳伤肺，损及肾阴，房劳过度，肾阴亏耗。

3. 临床表现

阴虚证+肺肾虚。

阴虚证——骨蒸潮热，颧红盗汗。

肺——干咳少痰，声音嘶哑，痰中带血，瘰疬。

肾——腰膝酸软，男子遗精。

舌脉——舌红少苔，脉细数。

九、肾阴虚证

1. 概念

肾阴虚证是肝、肾两脏阴液亏虚所表现的证候。

2. 成因

温热病后期伤阴久病，耗伤精血。

3. 临床表现

阴虚证+肝肾症状。

阴虚证——五心烦热，颧红盗汗，口咽干燥。

肝——胁肋灼痛，头晕目眩。

肾——腰膝酸软，耳鸣健忘。

舌脉——舌红少苔，脉细数。

十、肝脾不调证

1. 概念

肝脾不调证是肝失疏泄，脾失健运所引起的证候。

2. 成因

情志不遂，肝气郁滞，横逆犯脾。

3. 临床表现

大腹气滞——纳呆腹胀，便溏不爽，肠鸣矢气，腹痛欲泻，泻后痛减。

肝郁证——胁肋胀痛，情志抑郁，善太息。

舌脉——舌红苔薄黄，脉弦或弦数。

十一、肝胃不和证

1. 概念

肝胃不和证由肝气犯胃所引起的证候。

2. 成因

情志不遂，肝气郁滞，横逆犯胃。

3. 临床表现

胃气滞证——胃脘胀痛，嗳气呃逆，吞酸嘈杂。

肝郁证——胁肋胀痛，情志抑郁，善太息。

舌脉——舌红苔薄黄，脉弦或弦数。

十二、肝火犯肺证

1. 概念

肝火犯肺证是指由肝火灼，逆而犯肺所引起的证候。

2. 成因

气郁化火，表邪入里，邪踞少阳。

3. 临床表现

实火证+肺肝症状。

实火证——面红目赤，烦热口苦。

肺——咳嗽阵作，痰黄黏稠，甚咳血。

肝——胸胁灼痛，急躁易怒。

舌脉——舌红苔薄黄，脉弦数。

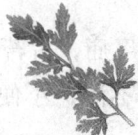

第十五章 病因辨证

病因辨证，是运用病因学的基本理论，综合分析各种病因侵入人体所致疾病各种证候的辨证方法。

第一节 六淫辨证

中医学将风、寒、暑、湿、燥、火等六种可致病的外邪，称为六淫。

一、风淫证候

1. 概念

外感风邪引起的证候，又称为外风证。

2. 风淫特点

为百病之长，其性轻扬，善行数变，具有发病迅速、消退也快、游走不定的特点。

3. 临床表现

风邪侵表：发热恶寒、汗出、鼻塞或喷嚏，咳嗽，咽喉痒或痛，苔薄白，脉浮缓。

风客肌肤：皮肤瘙痒，或起丘疹，或起风团，此起彼伏，游走不定。

风袭经络：颜面麻木不仁，口眼歪斜，颈项拘急，四肢抽搐。

风袭关节：关节疼痛，游走不定。

风水相搏：颜面先肿，继则全身。

二、寒淫证候

1. 概念

外感寒邪引起的证候，又称为外寒证。

2. 特点

为阴邪，其性清冷，凝滞，收引，伤阳气，阻碍气血运行。

3. 临床表现

伤寒证：寒邪伤于肌表。发热恶寒，无汗，头身疼痛，舌苔白，脉浮紧。

中寒证：寒邪直中脏腑。腹部冷痛，喜温，口淡不渴，小便清长或咳喘，或泄泻，或手足拘挛，或囊缩等，舌淡苔白，脉沉紧。

寒凝经脉：关节冷痛，痛有定处，喜温。

三、暑淫证候

1. 概念

外感暑邪引起的证候。

2. 特点

其性炎热，为病必见热象，最易耗气伤津，且暑多夹湿，常与湿邪相混为病。

3. 临床表现

伤暑（轻）：恶热，汗出，口渴，疲乏，尿黄，舌红，苔白或黄，脉虚。

中暑（重）：发热，卒然昏倒，汗不出，烦闷，气急，甚或昏迷惊厥，舌绛干燥，脉濡数。

四、湿淫证候

1. 概念

外感湿邪引起的证候。

2. 特点

其性重着，黏滞，其病常缠绵留着，不易速去。

3. 临床表现

湿邪伤表：头重如裹，身热无汗，关节疼痛，四肢倦怠。

湿侵皮肤：皮肤起泡，破流黄水（黄水疮），或足趾奇痒，皮破流水。

湿流关节：关节重着酸痛，肌肤麻木，疼痛固定，脉濡缓，舌苔腻。

五、燥淫证候

1. 概念

外感燥邪引起的证候。

2. 特点

其性干燥，易伤津液，临床上有凉燥与温燥之分。

3. 临床表现

凉燥：头微痛，恶寒，无汗，咳嗽，喉痒，鼻塞，舌白而干，脉浮。

温燥：身热有汗，口渴，咽干，咳嗽，胸痛，甚者痰中带血，以及鼻干，舌干苔黄，脉象浮数。

六、火淫证候

1. 概念

外感火热病邪引起的证候。

2. 特点

火热易伤津耗液，易迫血妄行，易腐败血肉致疮疡，易热极动风等。

3. 临床表现

热盛津伤：动风动血，火邪壅滞局部。

火灼气分：壮热口渴，面红目赤。

热入营血，迫血妄行：吐血、衄血、发疹。

热扰神明：发狂。

热灼肌肤：皮肤生痈疖。

热伤津液：便秘，尿黄。

舌脉：舌红绛，脉数而有力。

七、疫疠辨证

1. 概念

疫疠是中医学对急性、烈性传染病的总称。其又名瘟病，是由感染瘟疫病毒而引起的传染性疾病。

2. 致病特点

传染性强，流行面广，发病急骤，病情危重，多从口、鼻而入。

3. 临床表现

大热、大渴、头痛如劈，绞肠痛绝，或抽搐强直，狂躁昏谵，吐衄发斑，咽痛喉烂，憎寒壮热，痰喘肿胀，舌质红绛，苔厚浊腻或白厚如积粉，脉濡数。

第二节 七情证候

一、概念

过度、过久的情志刺激，导致脏腑气血失调而出现的证候。

二、致病特点

与患者的情绪波动密切相关，以精神症状为主。

三、临床表现

怒则气上：头痛目胀，面红目赤。
喜则气缓：神不守舍，哭笑无常。
悲则气消：闷闷不乐，面色无华。
恐则气下：腰膝酸软，二便失禁。
惊则气乱：惊悸怔忡，癫狂晕厥。
思则气结：食少纳呆，胸闷嗳气。

第三节 饮食劳伤及外伤

一、饮食劳伤

1. 饮食所伤
胃痛，恶闻食臭，饮食不佳，胸膈痞满，吞酸嗳腐，舌苔厚腻，脉滑有力。

2. 劳逸所伤
倦怠无力，嗜卧，懒言，饮食减退，脉缓大或浮或细。

3. 房室所伤
阴虚：咳嗽咯血，骨蒸潮热，心悸盗汗。

阳虚：阳痿早泄，手足清冷，腰酸腿软，梦遗滑精。

二、外伤

外伤指外受创伤，如金刃、跌打、兽类咬伤及毒虫螫所引起的一类证候。
致病特点。

（1）起病意外、突然、急速，外力作用人体后立即或稍后即发病。

（2）以局部组织、器官的损伤胃首要表现。

（3）伤后的轻重程度迥异。

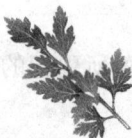

第十六章 气血津液辨证

第一节 气病辨证

一、气虚证

1. 概念

气虚证是人体之气不足导致气的基本功能减退的虚弱证候。

2. 临床表现

少气懒言，神疲乏力，头晕目眩，自汗，活动后诸症加剧，舌淡苔白，脉虚无力。

二、气陷证

1. 概念

气陷证是因气虚而升举乏力、清阳下陷所表现的虚弱证候。

2. 临床表现

气虚证+脏器下垂。

腰腹气坠感，久泻久痢，便意频频，脏器下垂。

三、气滞证

1. 概念

气机运行不畅所表现的证候。

2. 临床表现

胀闷、疼痛、脉弦。

四、气逆证

1. 概念

气机逆而向上或升发太过所表现的证候。

2. 临床表现

肺气上逆——咳嗽，气喘，不得平卧。

胃气上逆——呕吐，呃逆，嗳气。

肝气上逆——头痛目胀，眩晕耳鸣，面红目赤，吐血衄血，甚至晕厥。

第二节　血病辨证

一、血虚证

1. 概念

血不足肌体失去濡养所表现的证候。

2. 成因

失血过多（急慢性失血），生血不足（脾虚生化足），瘀血阻络，新血不生。

3. 临床表现

面色苍白或萎黄无华，唇色淡白，爪甲色淡。

头晕目眩，心悸失眠——血不养心。

手足麻木——经脉失养。

月经量少、色淡——化源不足。

舌淡、脉细无力——脉道不充。

二、血瘀证

1. 概念

血液运行迟缓或溢出而停积于脉外所引起的证候。

2. 成因

气滞（运行受阻），寒凝（凝滞不通），气虚（推动无力），外伤（络破血溢）等。

3. 临床表现

疼痛部位固定，痛如针刺，夜间加重。胸痛，口唇指甲青紫。肿块，质地较硬，推之不移。呕血，大便色黑如柏油。月经不调，痛经。面色黧黑，青筋显露，肌肤甲错。舌上有瘀点或瘀斑，脉涩或结代。

三、血热证

1. 概念

血分有热，迫血妄行所导致的证候。

2. 成因

感受外邪——外来之火。

五志化火——内生之火。

3. 临床表现

咳血，吐血，尿血，衄血；面红目赤，口干，尿黄；甚狂躁；舌红绛，脉弦数。

四、血寒证

1. 概念

血寒证是指寒邪客于血脉，凝滞气血，运行不畅所表现的证候。

2. 成因

外感寒邪，阳虚失温。

3. 临床表现

手足冷痛，肤色紫暗发凉，喜暖恶寒，得温痛减，或少腹疼痛，形寒肢冷，月经愆期，经色紫暗夹有血块，舌淡暗苔白，脉沉迟或涩。

第三节 气血同病辨证

一、气滞血瘀证

1. 概念

气滞血瘀证是气机郁滞而致血行瘀阻所出现的证候。

2. 成因

情志不遂，病邪阻滞气机。

3. 临床表现

气滞证+血瘀证。

胸胁胀闷疼痛，胁下痞块，刺痛拒按；妇女可见经闭或痛经，经色紫暗，有瘀块等；舌紫暗或见紫斑，脉涩。

二、气虚血瘀证

1. 概念

气虚血瘀证是气虚运血无力，血行瘀滞而表现的证候。

2. 成因

久病耗气，年老气衰。

3. 临床表现

气虚证+血瘀证。

气虚证——面色淡白，神疲乏力，少气懒言。

血瘀证——疼如针刺，痛处不移。

舌脉——舌淡暗或有瘀斑，脉细涩。

三、气血两虚证

1. 概念

气血两虚证是指气虚证与血虚证同时存在的证候。

2. 成因

气虚渐及血虚。

3. 临床表现

气虚证+血虚证。

气虚证——少气懒言，自汗。

血虚证——头晕目眩，面色淡白或萎黄，心悸失眠。

舌脉——舌淡苔薄白，脉细弱。

四、气不摄血证

1. 概念

气虚不能统摄血液而见失血的证候。

2. 成因

久病气虚，慢性失血，气随血耗。

3. 临床表现

气虚证+失血。

气虚——气短懒言，神疲乏力。

失血——面白无华，吐血、便血、尿血、皮下出血等。

舌脉——舌淡嫩苔薄白，脉弱或芤。

五、气随血脱证

1. 概念

气随血脱证是指大出血引起气脱的证候。

2. 成因

各种原因引起的大出血。

3. 临床表现

大出血时突然面色苍白，四肢厥冷，大汗淋漓，甚至晕厥。舌淡，脉微细欲绝，或浮大无根。

第四节　津液病辨证

一、津液不足证

1. 概念

津液不足证是指体内津液不足，组织失去润养所表现的证候。

2. 成因

津液亏虚。

3. 临床表现

口燥咽干，唇燥而裂，皮肤干枯无泽，小便短少，大便干结，舌红少津，脉细数。

二、水液停聚证

（一）水肿

1. 概念

水肿是指水液停聚于体内的病证。

2. 成因

脾、肺、肾三脏功能失调。

3. 临床表现

阳水——从面部开始，渐及全身。外邪袭表，肺失宣降，不能通调水道。

阴水——从足部开始，腰以下为甚。阳虚气化失司。

（二）痰证

1. 概念

痰证是指体内津液内聚所形成的稠浊而黏滞的病理产物内停而引起的病证。

2. 成因

多种因素（内外因）脾、肺、肾功能失调，水液停聚。

3. 临床表现

在肺——咳嗽，咯痰，胸闷。

在脾胃——纳呆，呕吐痰涎。

在心神——癫、狂、痫。

在脑——头晕目眩。

在四肢、经络——局部冷痛，肢麻。

在皮下、肌肉——瘰疬，瘿瘤，乳癖。

在咽喉——梅核气。

舌脉象——舌苔腻，脉滑。

（三）饮证

1. 概念

饮证是指津液内停所形成的质地清稀的病理产生所引起的病证。

2. 临床表现

在胃肠——水声辘辘，脘痞，吐清水。

在肺——咳嗽气喘痰稀白。

在胸胁——满痛，咳则加剧。

在心——心悸，不得平卧，下肢浮肿。

舌脉象——舌苔白滑，脉弦。

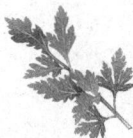

第十七章　其他辨证方法

第一节　六经辨证

> 创立者：东汉张仲景《伤寒论》。
> 适应范围：外感寒邪引起的发热性疾病。
> 三阳经：太阳经、阳明经、少阳经。
> 三阴经：太阴经、少阴经、厥阴经。

一、太阳病证

太阳（足太阳膀胱经）主一身之表，抗御外邪侵袭，为人体的藩篱。
临床表现：恶寒，头项强痛，脉浮。

1. 太阳中风证

外感风寒，营卫失和。
临床表现：发热，恶风，自汗出，脉浮缓。

2. 太阳伤寒证

寒邪侵袭，卫阳被遏。
临床表现：恶寒，发热，头项强痛，体痛，无汗而喘，脉浮紧。

二、阳明病证

表证不解入里（胃肠）：里热实证。
临床表现：身热，不恶寒，反恶热，汗自出，脉大。

（一）阳明经证（胃经实热）

1. 病机

邪热充斥阳明胃经。

2. 临床表现

身大热，汗大出，烦渴引饮，面赤气粗，心烦，舌苔黄，脉洪大。

3. 特点

大热、大汗、大渴、脉洪大。

（二）阳明腑证（大肠实热）

1. 病机

热传大肠，与肠中燥屎相结。

2. 临床表现

日晡潮热，手足汗出，脐腹胀满胀疼痛，痛而拒按，大便秘结不通，甚则神昏谵语，狂乱，不得眠，舌苔黄厚干燥，或起芒刺，甚至苔焦黑燥裂，脉沉实，或沉数。

3. 特点

痞、满、燥、实。

三、少阳病证

1. 病机

邪在少阳半表半里。

2. 临床表现

寒热往来，胸胁苦满，默默不欲饮食，心烦，喜呕，口苦咽干，目眩，脉弦。

四、太阴病证

1. 病机

脾阳虚衰，寒湿内停。

2. 临床表现

腹满而吐，食欲不振，腹泻，时腹自痛，喜温喜按，口不渴，舌淡苔白滑或白腻，脉缓弱。

五、少阴病证

属外感病后期，心肾阳衰，主症为脉微细，但欲寐。

（一）少阴寒化证

1. 病机

心肾阳虚，阴寒内生。

2. 临床表现

无热恶寒，脉微细，但欲寐，四肢厥冷，下利清谷，呕不能食，小便清长，舌淡苔白，脉微细。

（二）少阴热化证

1. 病机

肾水亏虚，心火上亢。

2. 临床表现

心烦不得眠，口燥咽干，舌尖红赤，或舌绛少苔，脉细数。

六、厥阴病证

1. 病机

寒热交错，厥热胜复。

2. 临床表现

消渴，气上撞心，心中疼热，饥不欲食，食则吐蛔。

七、六经病证的传变

1. 传经 循经传，越经传，表里传。

2. 合病 二经以上同时出现。

3. 并病 一经未罢，另一经又现。

4. 直中 不从阳经，直中阴经。

第二节 卫气营血辨证

创立者：清朝叶天士《温热论》。

适用范围：外感温热病。

理论来源：《内经》《伤寒论》。

一、卫分证

1. 病机

温热病初期，邪犯肺卫。

2. 临床表现

发热，微恶风寒，常伴头痛，咳嗽，口干微渴，咽喉痛，舌边尖红，脉浮数。

二、气分证

1. 病机

表邪内传入里，正盛邪实。

2. 临床表现

发热，不恶寒反恶热，口渴尿黄，舌红苔黄，脉数。

热邪壅肺——咳喘气粗，胸痛，咯黄痰。

热扰胸膈——心烦懊憹，坐卧不安，甚则膈上如焚。

胃热亢盛——壮热，大渴，大汗，脉洪大。

热结肠道——日晡潮热，大便秘结，腹痛拒按，舌苔黄燥或黑而干焦。

三、营分证

1. 病机

邪热内陷，劫伤营阴。

2. 临床表现

身热夜甚，口不甚渴或不渴，心烦不寐，甚或神昏谵语，斑疹隐隐，舌质红绛无苔，脉细数。

四、血分证

1. 病机

病邪深入血分，生风动血。

2. 临床表现

身热夜甚，躁扰不宁，甚或昏狂，斑疹显露，色紫黑，吐血，衄血，便血，尿血；或见抽搐，角弓反张，或手足蠕动；舌深绛或绛紫，脉细数。

第三节　三焦辨证

创立者：清代吴鞠通《温病条辨》。

适应范围：温热病、湿温病。

理论来源：《内经》《伤寒论》《温热论》。

一、上焦病证

1. 温病初起，邪袭肺卫

发热，微恶风寒，咳嗽，脉浮数。

2. 热邪壅肺，肺失宣降

高热，咳喘气粗，口渴，舌红苔黄，脉数。

3. 肺卫之邪，逆传心包

身灼热，神昏谵语，舌謇肢厥，舌红绛。

二、中焦病证

1. 阳明燥热，里热炽盛

（1）壮热，口渴，汗大出，脉洪大（经热证）。

（2）日晡潮热，腹胀满硬痛，便秘，脉沉实（腑实证）。

2. 太阴湿热

（1）身热不扬，汗出不解，苔黄腻，脉濡数（湿热熏蒸）。

（2）脘腹痞闷，肢体困重，泛恶欲吐，大便溏泄（湿阻气机）。

三、下焦病证

1. 肾阴耗损，虚热内扰

身热颧红，手足心热甚于手背，舌绛，脉细数，舌燥咽干，耳聋，神倦，脉虚。

2. 虚风内动

手足蠕动或瘛疭；或心烦不寐，心憺憺大动。

参 考 文 献

［1］何晓晖．中医基础理论［M］．北京：人民卫生出版社，2010．

［2］李德新．中医基础理论［M］．北京：中国中医药出版社，2000．

［3］印会河．中医基础理论［M］．上海：上海科学技术出版社，2005．

［4］朱文锋，费兆馥，杨牧祥．中医诊断学［M］．上海：上海科学技术出版社，2014．

［5］朱文锋．中医诊断学［M］．北京：中国医药科技出版社，2000．

［6］廖福义．中医诊断学［M］．北京：人民卫生出版社，2010．

彩　　图

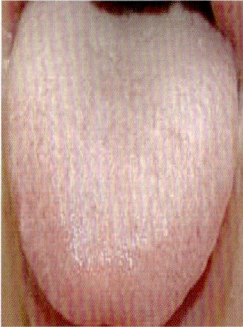

彩图 1　正常舌象图示

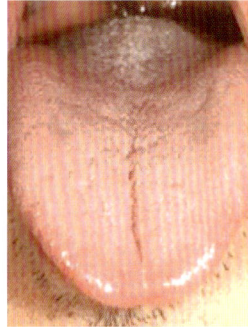

彩图 2　淡红舌

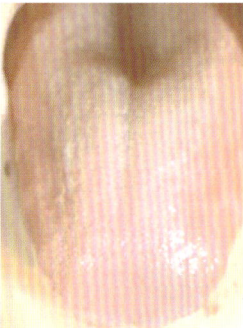

彩图 3　淡白舌

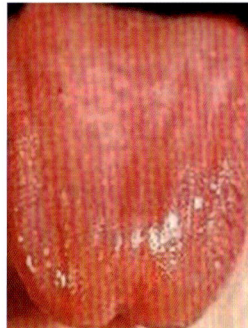

彩图 4　红舌

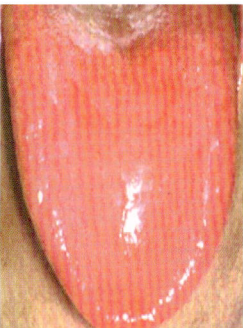

彩图 5　绛舌

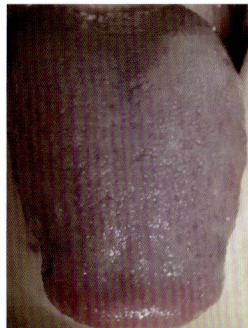

彩图 6　青紫舌

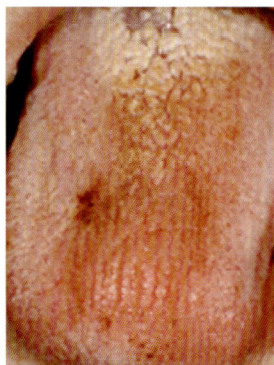

彩图 7 老舌

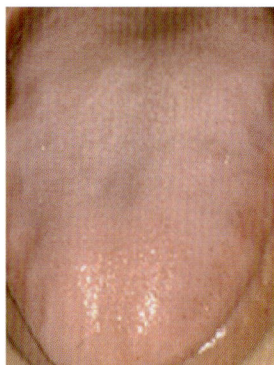

彩图 8 嫩舌

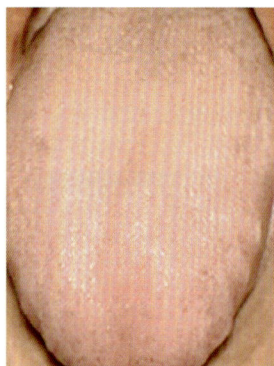

彩图 9 脾虚胖大舌

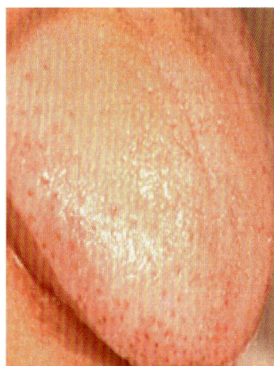

彩图 10 热盛胖大舌

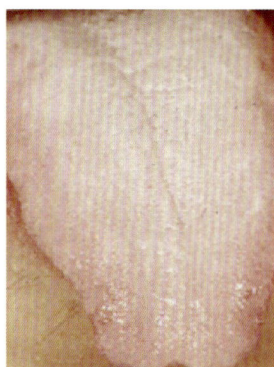

彩图 11 气血虚型瘦薄舌

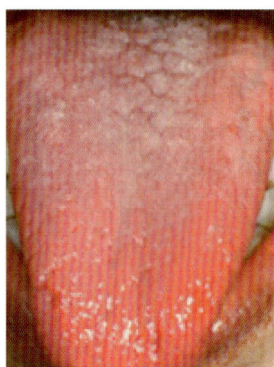

彩图 12 火旺型瘦薄舌

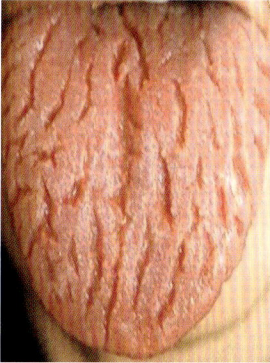
彩图 13　裂纹舌

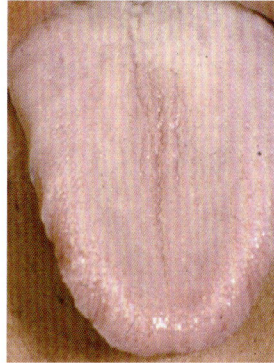
彩图 14　齿痕舌

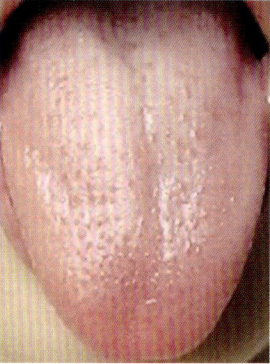
彩图 15　红点舌

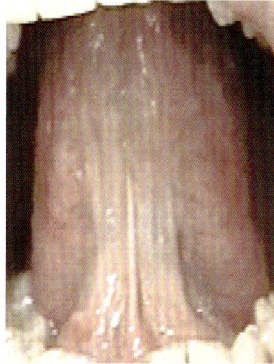
彩图 16　气血不足型舌下络脉

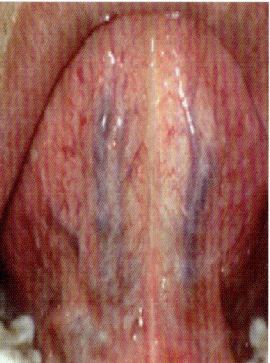
彩图 17　瘀血内阻型舌下络脉

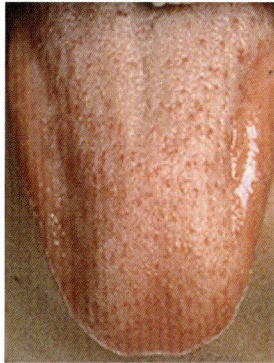
彩图 18　薄苔

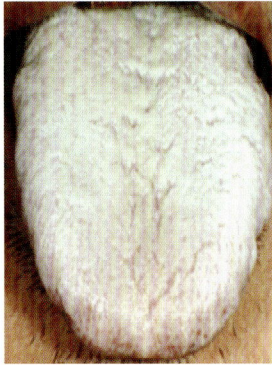
彩图 19　厚苔

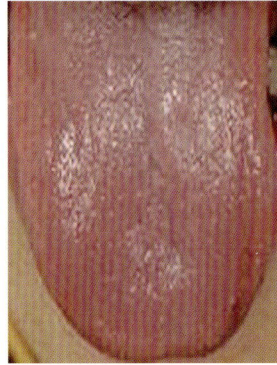
彩图 20　润苔

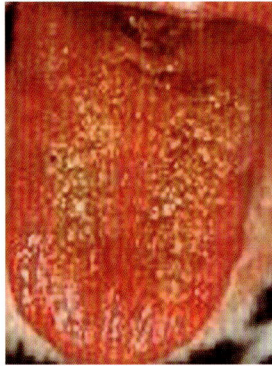
彩图 21　燥苔

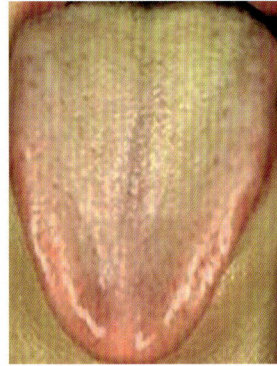
彩图 22　腻苔

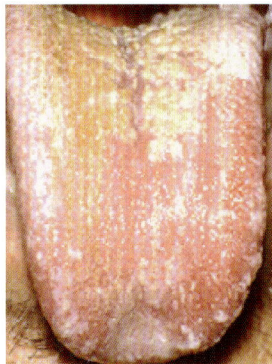
彩图 23　腐苔

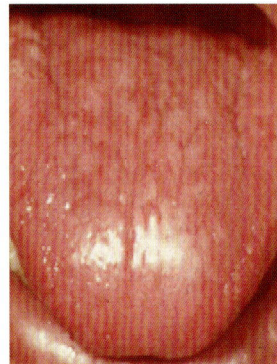
彩图 24　全剥苔